Windows®対応TDM解析ソフト

OptjpWin Spreadsheet
TDM症例解析テキスト

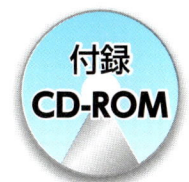
付録 CD-ROM

編著 ● **篠崎公一**
北里大学薬学部・薬物動態学 准教授／
北里大学北里研究所病院 TDM 室長

じほう

執筆者一覧

◆編集・執筆

篠崎　公一（北里大学薬学部・薬物動態学 准教授／北里大学北里研究所病院 TDM室長）

◆執筆（50音順）

木村伊都紀（東邦大学医療センター大森病院薬剤部）

小杉　隆祥（東邦大学医療センター大森病院薬剤部）

小林　義和（北里大学北里研究所病院薬剤部）

斎藤　太寿（北里大学北里研究所病院薬剤部）

西　　圭史（杏林大学医学部付属病院医療安全管理部・感染対策室）

西村　宏平（北里大学薬学部・薬物動態学 講座研究員）

横田　訓男（北里大学メディカルセンター薬剤部）

はじめに

　TDMを実施するためには，臨床薬物動態学の理解が欠かせない．筆者らは「ウィンターの臨床薬物動態学の基礎」（じほう）が最適の教材と考え，原書改版ごとに翻訳してきた．一方，コンピュータを用いた薬物投与設計の教材「だれでもできるTDMの実践」（テクノミック）も作成し，TDMの効率化と質の向上を図ってきた．

　本書は後者の続編である．近年のコンピュータの性能の向上と動作環境の変化はめざましい．反面，正常に動作していたプログラムが動作しない，あるいは，異常な動作をすることをしばしば経験してきた．幸い，現時点までに対応し，正常に動作することを確認したプログラムを公開する機会を得た．これで，皆さんにぜひ活用していただきたいとの願いが叶うことになった．しかし，今後予定されているWindows®やExcel®の改版により，正常な動作が保証できないことは頭の痛い問題である．それでも使い続けられるよう根気よく対応を継続する所存である．

　本書で扱うOptjpWin Spreadsheet（別称OptjpWinS）は，新しいソフトウェアであるが，北里大学北里研究所病院およびメディカルセンターでは長い使用経験がある．また，筆者が世話人を務めている研究会の症例検討ワークショップでも使用してきた．

　本書では，OptjpWinSに焦点を当て，基礎，機能，操作法，症例検討を関連する専門家の先生方に執筆していただいた．編著者は原稿に従い，操作しながら，加筆を行った．このため想定外の加筆に困惑される著者もおられるかもしれない．すべて編著者の責任である．

　本書が，そして本書添付のソフトウェアが，電子カルテの普及と相まって，TDMの新たなステージを切り開くきっかけになれば望外の喜びである．本書は実際にPCを操作しながら読み進んでいただきたい．

2015年6月吉日
編著者　篠崎 公一

OptjpWin Spreadsheet（本書付録CD-ROM）を
ご使用いただくために

◆ **OptjpWin Spreadsheetをご使用いただくために必要な環境**

OS：Windows®XP，Vista，7，8，8.1（32bit版，64bit版）

ソフトウェア：Microsoft Excel®2003，2007，2010，2013（32bit版，64bit版）

・OptjpWin Spreadsheetの詳細な使い方は本書の第2章をご覧ください。
・Excel®2003ではセキュリティレベルを中に，2007以降で起動時に「セキュリティ警告」が表示される場合は，「マクロ（このコンテンツ）を有効にする」または「コンテンツの有効化」を選択してください。
・起動後に表示される使用許諾条件の確認をよく読み，同意のうえでご使用ください。

> OptjpWin Spreadsheetは，著作権法上の保護を受けています。本書を購入された方が本書に示された方法を用い，個人の使用の範囲でご使用ください。
> 　著作権者の承諾を得ない第三者への譲渡，複製，転載，改変等一切の二次的利用を禁じます。

OptjpWin Spreadsheet TDM症例解析テキスト　目次

第1章　TDMにおけるパーソナルコンピュータ（PC）の活用

1-1　OptjpWin Spreadsheetの開発経緯 2
    1.1.1　第1世代・OPT日本語版®（MS-DOS®版）......... 2
    1.1.2　第2世代・OPTJP（MS-DOS®版）......... 2
    1.1.3　第3世代・OptjpWin 2
    1.1.4　第4世代（最新版）・OptjpWinSの開発 4
1-2　OptjpWinSの薬物動態モデル 5
1-3　OptjpWinSのPPKモデル 8
    1.3.1　肥満への対応 8
    1.3.2　喫煙への対応 9
    1.3.3　飲酒（アルコール摂取）への対応 9
1-4　PPKモデルの評価法 10
    1.4.1　予測値と実測値の回帰式と相関 10
    1.4.2　予測性評価指標 10
1-5　TDM（therapeutic drug monitoring：治療薬物モニタリング）......... 12
    1.5.1　TDMとは 12
    1.5.2　TDM実施手順 13
    1.5.3　初期投与設計 14
    1.5.4　測定値を用いた患者PK解析法 14

第2章　OptjpWinSの機能と操作法

2-1　はじめに 20
2-2　ソフトウェアの起動・TOP画面・終了 21
    2.2.1　起動 21
    2.2.2　TOP画面 22

- 2.2.3　終了 22
- 2-3　OptjpWinSによる患者データ解析機能と操作法 **23**
  - 2.3.1　患者情報入力 23
  - 2.3.2　薬物・モデル選択 25
    - 2.3.2.1　対象薬一覧／27
    - 2.3.2.2　任意のPPKモデルの定義／27
  - 2.3.3　投与および採血スケジュール入力 28
    - 2.3.3.1　過去投与履歴・直前濃度／28
    - 2.3.3.2　現在投与履歴／29
    - 2.3.3.3　採血履歴／32
    - 2.3.3.4　投与後時間計算ツール，経過時間確認ツール／32
    - 2.3.3.5　投与履歴・採血履歴入力補助ツール／33
    - 2.3.3.6　周期的投与の入力／35
    - 2.3.3.7　入力データの自動チェック／35
  - 2.3.4　ベイズ推定 36
  - 2.3.5　パラメータ要約 38
  - 2.3.6　投与設計 39
- 2-4　その他 **43**
  - 2.4.1　患者データファイルの保存・読み込み 43
  - 2.4.2　コメント機能 43
  - 2.4.3　環境設定 44
  - 2.4.4　操作画面表示の大きさ 44
  - 2.4.5　初期投与設計 45
- 2-5　旧ソフトウェアファイルの変換について **48**

第3章　応用編：症例解析

- 3-❶　バンコマイシンからアルベカシンに変更したTDM実施症例 52
- 3-❷　バンコマイシンTDM実施症例(1) 61
- 3-❸　バンコマイシンTDM実施症例(2) 65
- 3-❹　テイコプラニンTDM実施症例 76
- 3-❺　アミカシンTDM実施症例 85
- 3-❻　ジゴキシンTDM実施症例(1) 93
- 3-❼　ジゴキシンTDM実施症例(2) 98
- 3-❽　リドカインTDM実施症例 104
- 3-❾　ピルシカイニドTDM実施症例 110
- 3-❿　バルプロ酸TDM実施症例 115
- 3-⓫　リチウムTDM実施症例 122

索引 130

CD-ROM（巻末綴じ込み）の内容

Ⅰ．「OptjpWin Spreadsheet」フォルダ
 ・Windows®（Microsoft Excel®）対応TDM解析ソフト：
  OptjpWin Spreadsheet Version 6.7（ファイル名：OptjpWinS67）

Ⅱ．「ファイル変換」フォルダ
 ・FileFormatConverter.exe
 ・DataFormatConverter.xls

OptjpWin Spreadsheetの解析対象薬

分類	薬剤	分類	薬剤
ジギタリス製剤	ジゴキシン	アミノグリコシド	アミカシン
抗不整脈薬	ジソピラミド		アルベカシン
	シベンゾリン		ゲンタマイシン
	ピルシカイニド		トブラマイシン
	ピルメノール		ネチルマイシン
	フレカイニド	フルオロキノロン	パズフロキサシン
	プロカインアミド		レボフロキサシン
	メキシレチン	セフェム	セフェピム
	リドカイン	カルバペネム	メロペネム
キサンチン誘導体	テオフィリン	抗てんかん薬	カルバマゼピン
グリコペプチド	バンコマイシン		バルプロ酸
	テイコプラニン	リチウム製剤	リチウム

Chapter1

第1章

**TDMにおける
パーソナルコンピュータ（PC）の活用**

1-1 OptjpWin Spreadsheetの開発経緯

　OptjpWin Spreadsheet（以下，別称のOptjpWinSとする）は，基本ソースとして，OPT[1-5] version 4を用いて開発した第1世代のOPT日本語版®（MS-DOS®版），第2世代のOPTJP（MS-DOS®版），第3世代のOptjpWin（Microsoft Windows®版）を経て開発した第4世代のソフトウェアです。以下に世代別の開発経緯を述べます。

1.1.1　第1世代・OPT日本語版®（MS-DOS®版）

　OPTの開発は，L. B. Sheinerらがベイズの統計理論を薬物動態解析に応用し，さらに，L. B. SheinerおよびC. C. Peckがこの概念を臨床応用したことに端を発しています[6-9]。A. W. Kelmanらは当時の大型計算機用にOPTを開発しました。そして，英国の企業（Nodecrest Limited, Sprint Industrial Estate, Chertsey Road, Byfleet, Surrey KT4 7BD, England）がパーソナルコンピュータ（以下，PCと略す）用Operating System（以下，OSと略す）であるCP/M®（Digital Research社製）上で動作するように書き換えました[10]。

　筆者はOPTの版権購入者とともに，わが国での使用を考慮したOPT日本語版の開発に携わりました。そして，完成したOPT日本語版は，1988年に医療機関向けに販売されました。なお，本ソフトウェアのOSはMicrosoft MS-DOS®でした。

1.1.2　第2世代・OPTJP（MS-DOS®版）

　OPT日本語版は，その後，版権所有者の都合で販売中止となりました。しかし，その後も筆者に提供要望が多く寄せられました。そのことを版権所有者に伝えたところ，1995年，版権所有者より筆者宛てに，第三者に使用させ得る権利譲渡の文書が届きました。

　権利譲渡条件は，(1) プログラム名を変更する，(2) Nodecrest社のソフトウェアをベースにしたことを表示する，(3) 表示から版権購入者名を削除する，の3点でした。

　筆者は条件を受け入れ，開発言語としてN88BASIC® MS-DOS®版を用いて改良を続け，1996年2月18日にOPTJP（NEC社製PC用 MS-DOS®版）を公開しました。以後，前述の条件を踏襲して開発・更新を継続しました[11]。

1.1.3　第3世代・OptjpWin

　当時，Microsoft社は，Windows® 3.1, 95, 98, ME, 2000 など，2～3年ごとにGUI（graphical user interface）が強化されたOSを次々に発売し，MS-DOS®のサポートが終了すると，OPTJPが

稼働するPCは入手できなくなりました。そこで，2000年6月から富士通ミドルウェア社製の Windows PC用開発言語のF-BASIC®を用いて，当時の当研究室の大学院生と教員により，Windows版ソフトウェアの開発に着手しました。そして，OptjpWinと命名し，書籍に添付する形で公開しました[12]。

本ソフトウェアは，Windows®上で動作するものの，操作方法はMS-DOS®版と同様の対話形式であり，メニュー画面を中心に，対応するコマンドの英単語の頭文字を入力することで所定の処理に分岐し（図1），必要な文字と数値を入力して解析を行う処理の流れとなっていました。

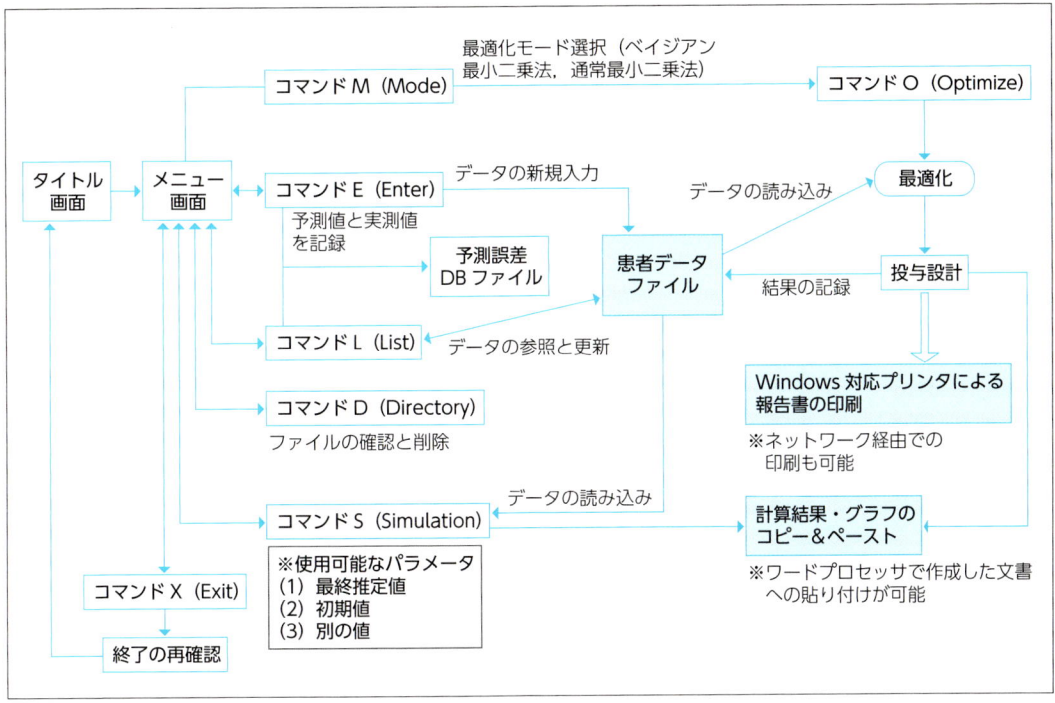

図1　OptjpWin 操作フローチャート

筆者がTDMを担当してきた北里研究所病院（以下，当院と略す）では，操作に慣れた専任の薬剤師や大学院生が本ソフトウェアをTDM業務に使用していたため，OptjpWinの操作性について不都合を感じませんでした。しかし，学生実習や社会人・学生対象の症例検討ワークショップに本ソフトウェアを使用したところ，ときに数値を誤って入力する事例があることがわかりました。データの訂正は，メニュー画面まで戻って行うことも多く，データの入力に相当の時間を要していました。毎年指導法の工夫を試みましたが，データ訂正の指導にはかなりの時間が必要と感じられ，受講者のアンケートでも操作性を改善してほしいという要望が多く見受けられました。

1.1.4　第4世代（最新版）・OptjpWinSの開発

　OptjpWinの操作性に関する要望に対応するためには，プログラムの動作環境の変更が必要と考えました。そこで，当研究室で修士課程に在籍していた西村宏平氏（現在，当研究室講座研究員）がMicrosoft Excel®とMicrosoft Excel®に付属する開発言語のVBA®（Visual Basic for Application）を用いて開発に取り組み，GUIによる旧版より操作しやすいOptjpWinSの初版を完成し，2011年3月に修士論文にまとめました。その後も本ソフトウェアの改良を継続し，筆者はその監修を担当してきました。

　OptjpWinSの動作の信頼性と操作性は，当院と北里大学メディカルセンター（埼玉県北本市）でTDM業務に使用して問題のないことを確認しました。また，2011～2013年度の本学薬学部4年生のTDM事前実習と薬物治療モニタリング研究会主催の特別ゼミナール・TDM症例検討ワークショップで使用して参加者より好評を得ました。

　本書に添付したCDは，Microsoft社製のWindows® XP[*1]，Vista，7，8，8.1（32bit版，64bit版）およびExcel® 2003，2007，2010，2013（32bit版，64bit版）に対応したOptjpWinS 67（OptjpWin Spreadsheet Version 6.7）を収録したものです。

　また，CDには，OptjpWin（第3世代）の患者データファイルをOptjpWinSで採用したCSV（Comma Separated Values）形式，つまり，データの区切りにカンマを用いたテキストファイル形式に変換するため，2種類のファイル変換プログラム（FileFormatConverter [.exe]，DataFormatConverter [.xls][*2]）を収録しました。これらのプログラムを用いて2段階の変換を行うことで，OptjpWinSでOptjpWin（第3世代）の患者データファイルを読み込むことができます。

[*1] 2014年4月9日で延長サポート終了。
[*2] ［　］内の.exeと.xlsの拡張子は，Windows® XP～8.1のインストール後の標準設定では表示されません。

1-2 OptjpWinSの薬物動態モデル

　OptjpWinSでは，リドカインの血中濃度推移のみ2-コンパートメントモデル（式1）を用いて計算していますが，他の薬物の血中濃度推移は1-コンパートメントモデル（式2）を用いて計算しています。

$$C_{t_j} = \sum_{j=1}^{n} \frac{R_j}{V_1} \left(\frac{(K_{21}-\alpha)(1-e^{\alpha \cdot TN_j})}{\alpha(\alpha-\beta)} e^{-\alpha(T_{j-n}+t_j)} + \frac{(\beta-K_{21})(1-e^{\beta \cdot TN_j})}{\beta(\alpha-\beta)} e^{-\beta(T_{j-n}+t_j)} \right)$$

式1 リドカインのPKモデル（2-コンパートメントモデル）

式1の記号の説明

C_{t_j} ：j番目の注入開始後任意の時間tj（hr）の薬物濃度（mg/L）
R_j ：j番目の注入速度（mg/hr）
V_1 ：第1コンパートメント分布容積（L）
K_{21} ：第2コンパートメントから第1コンパートメントへの移行速度（hr-1）
α ：α相消失速度（hr-1）
β ：β相消失速度（hr-1）
T_{j-n} ：j番目の注入開始からn番目の注入開始までの時間（hr）
TN_j ：j番目の注入時間（hr）

急速静注時は，TN_jを0.05（hr）（3分間）と設定しており，R_j（mg/hr）＝［j番目の静注投与量（mg）］×20として計算する。

$$D^*(I)_{p.o.} = \sum_{k=1}^{I-1}(D(k)_{p.o.} \cdot e^{-Ka\sum_{h=h+1}^{I}DI(h)})$$

$$C^*(I,t)_{p.o.} = \frac{Ka \cdot D^*(I)_{p.o.} \cdot Sc \cdot F}{Vd \cdot (Ka-Ke)} \cdot (e^{-Ke\cdot t} - e^{-Ka\cdot t})$$

急速静注

$$C(I,t) = C_0(I) \cdot e^{-Ke\cdot t} + \frac{D(I) \cdot S \cdot F}{Vd} \cdot e^{-Ke\cdot t} + C^*(I,t)_{p.o.}$$

持続注入

$$C(I,t) = C_0(I) \cdot e^{-Ke\cdot t} + \frac{R_{inf}(I) \cdot S \cdot F \cdot (1-e^{-Ke\cdot t})}{CL} \cdot e^{-Ke\cdot t} + C^*(I,t)_{p.o.}$$

短時間注入

$$C(I,t) = C_0(I) \cdot e^{-Ke\cdot t} + \frac{R_{inf}(I) \cdot S \cdot F \cdot (1-e^{-Ke\cdot T})}{CL} \cdot e^{-Ke\cdot (t-T)} + C^*(I,t)_{p.o.}$$

経口投与

$$C(I,t) = C_0(I) \cdot e^{-Ke\cdot t} + \frac{Ka \cdot D(I) \cdot S \cdot F}{Vd \cdot (Ka-Ke)} \cdot (e^{-Ke\cdot t} - e^{-Ka\cdot t}) + C^*(I,t)_{p.o.}$$

式2 I番目投与間隔のt時間後の薬物血中濃度計算式

式2の記号の説明

Vd ：分布容積
Ke ：消失速度（CL/Vd）
Ka ：吸収速度
T ：注入時間（短時間注入において，t<Tの場合は，T=tとする）
$D^*(I)_{p.o.}$ ：I番目の投与直前における未吸収薬物総量
$C^*(I,t)_{p.o.}$ ：$D^*(I)_{p.o.}$投与後t時間の血中濃度
C(I,t) ：I番目の投与後t時間の血中濃度

　投与設計は，急速静注，持続注入，短時間注入および経口投与による定常状態の血中濃度を予測する式3とPKパラメータ（PPKパラメータ平均値またはベイズ患者推定値）を用いて行います。

急速静注

$$C_{ss}(t) = \frac{D \cdot S \cdot F \cdot e^{-Ke \cdot t}}{Vd \cdot (1-e^{-Ke \cdot \tau})}$$

D（投与量）とτ（投与間隔）を入力すると，対応する最高，最低および平均血中濃度が表示されるので，適切な投与方法を検討する．

持続注入

$$C_{ss} = \frac{R_{inf} \cdot S \cdot F}{CL}$$

$$新たな注入速度 = \frac{CL \cdot 目標平均血中濃度}{S \cdot F}$$

投与可能な注入速度を入力すると，対応する平均血中濃度が表示されるので，適切な投与方法を検討する．

短時間注入

$$C_{ss}(t) = \frac{R_{inf} \cdot S \cdot F \cdot (1-e^{-Ke \cdot T}) \cdot e^{-Ke \cdot (t-T)}}{CL \cdot (1-e^{-Ke \cdot \tau})}$$

(t：注入開始後の時間．T：注入時間．t＜Tの場合はT＝t)

$$新たな投与間隔(\tau) = \frac{\ln\left(\dfrac{目標最高血中濃度}{目標最低血中濃度}\right)}{Ke} + 注入時間$$

τは，12，24，48（hr）など投与可能な投与間隔を選択する．

$$新たな注入速度 = \frac{CL \cdot 目標平均血中濃度 \cdot (1-e^{-Ke \cdot \tau})}{S \cdot F \cdot (1-e^{-Ke \cdot T})}$$

投与間隔と投与可能な注入速度を入力すると，対応する最高，最低および平均血中濃度，注入開始1時間値（アミノグリコシドCpeak），注入終了後1hrおよび2hr値（バンコマイシンのCpeak）が表示されるので，適切な投与方法を検討する．

経口投与

$$C_{ss}(t) = \frac{Ka \cdot D \cdot S \cdot F}{Vd \cdot (Ka-Ke)} \cdot \left(\frac{e^{-Ke \cdot t}}{1-e^{-Ke \cdot \tau}} - \frac{e^{-Ka \cdot t}}{1-e^{-Ka \cdot \tau}}\right)$$

D（投与量）とτ（投与間隔）を入力すると，対応する最高，最低および平均血中濃度が表示されるので，適切な投与方法を検討する．

式3 投与設計に用いる定常状態の式

1-3　OptjpWinSのPPKモデル

投与設計に用いる母集団薬物動態（PPKモデル）について述べます。PPKモデルを用い，患者の特性値（身長，体重，年令，性別，基礎疾患の有無や程度，薬物の代謝・排泄と相関する検査値，喫煙習慣，飲酒習慣の有無・程度など）からPPKパラメータ平均値とその分散を求めます[1]。OptjpWinSのPPKモデルは主に成人のもので，バルプロ酸[13,14]，カルバマゼピン[15]以外は15歳未満の小児については対応していないことにご注意ください。

また，抗菌薬では，アミノグリコシド[16]（アミカシン，アルベカシン，ゲンタマイシン，トブラマイシン，ネチルマイシン），グリコペプチド（バンコマイシン[17,18]，テイコプラニン[19]），セフェピム[20]，パズフロキサシン[21]，メロペネム[22]，レボフロキサシン[23]，循環器用薬では，ジゴキシン[24,25]，ジソピラミド[26-28]，リドカイン[4]，プロカインアミド[29]，メキシレチン[30]，シベンゾリン[31,32]，フレカイニド[33]，ピルシカイニド[34]，ピルメノール[35,36]，抗てんかん薬では，バルプロ酸[13,14]，カルバマゼピン[15]，その他の薬物では，テオフィリン[37,38]とリチウム[39]のPPKモデルが定義されています。

薬物によっては，以下に示す肥満，喫煙，飲酒によるPKへの影響を考慮してPPKパラメータおよび患者PKパラメータを求めます。

1.3.1　肥満への対応

分布容積およびクリアランスの推定に用いる体重は，その薬物に適したものを用います。例えば，バンコマイシンでは実際の体重を用い，アミノグリコシド，ジゴキシンでは理想体重を用います。用いる体重は個々の薬剤で異なるので注意してください。

TDMで広く使用されているDevineの理想体重の式[39]（ただし，身長が152.4cm以下の場合，男性は50kg，女性は45kgとする）を用いて非着衣時の理想体重を計算することができます。

$$\text{男性}\quad 50(\text{kg}) + 2.3(\text{kg}) \times \frac{\text{身長}(\text{cm}) - 152.4(\text{cm})}{2.54(\text{cm/inch})}$$

$$\text{女性}\quad 45(\text{kg}) + 2.3(\text{kg}) \times \frac{\text{身長}(\text{cm}) - 152.4(\text{cm})}{2.54(\text{cm/inch})}$$

式4

一般に，実際の体重が理想体重より大きく，120％以下のときは理想体重を補正体重とし，120％を超える場合には，

理想体重＋0.4×（実際の体重－理想体重）

を補正体重とします。

　また，理想体重は，理想体重表[40]から求めることもできますが，その応用事例は限られているため，本ソフトウェアでは考慮していません。

1.3.2　喫煙への対応

　テオフィリンのクリアランスは，軽度喫煙者では増加しますが，重度喫煙者では増加しません[37]。喫煙の程度の判定は以下の基準により行います。

軽度の喫煙
- ・紙巻タバコ1日20本以内
- ・葉巻タバコ1日5本以内
- ・パイプタバコ1週間1オンス（28.4g）以下

重度の喫煙
　　以上（軽度の喫煙）のいずれかを超えている場合

1.3.3　飲酒（アルコール摂取）への対応

　テオフィリンのクリアランスは，アルコール摂取の度合いにより異なります。アルコールの摂取の度合い[37]の判定は，以下の基準により行います。
・飲酒無・軽度飲酒；飲酒しないか飲んでも付き合い程度（少量）の場合
・重度飲酒；常時多量に飲酒し，肝硬変疑いまたは肝硬変の場合

1-4 PPKモデルの評価法

　PPKパラメータ平均値による薬物血中濃度の予測値と実測値を比較することは，PPKモデルの良し悪しを評価するための簡単で確実な方法です。検討は，Excel®などの表計算ソフトウェアを用いれば簡単に実施できるので，ぜひ検討してみてください。

　至適投与設計を行うためには，日常のTDM業務を行うなかで得られる血中濃度の予測値と実測値の一致度から，薬物投与設計の基本情報である母集団薬物動態モデルの適切性を判断することができます。また，予測の偏りが大きく，予測精度が悪い時は，新たなPPKモデル構築を計画することも価値があります。

1.4.1　予測値と実測値の回帰式と相関

　図2左に示すように，一般に回帰式が$y=x$に近く，$R^2=1$に近ければ予測性良好と判断できます。しかし，この解析法の弱点は，図2右に示すように，高濃度域が一致すれば，$y=x$に近い回帰式が得られ高い相関が得られることです。

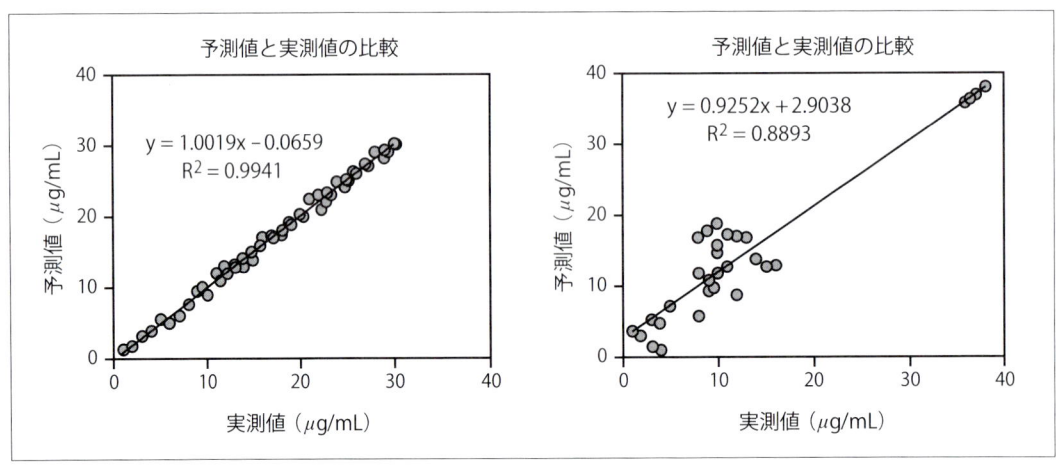

図2　回帰式と相関のピットフォール

1.4.2　予測性評価指標

　この弱点を補うために，SheinerとBealは，以下の予測性評価指標を提案しました[41]。

　予測の偏りは，ME（mean prediction error；平均予測誤差）を用いて評価します。偏りがない

時はME=0になりますが，一般に，MEの95%信頼区間[*3]の幅が小さく，0を含む時，偏りがないと判断します。

$$\mathrm{ME} = \frac{1}{n}\sum_{i=1}^{n}(予測値 - 実測値)$$

式5

　予測精度は，MAE（mean absolute prediction error；平均絶対予測誤差）を用いて評価します。最も予測精度が良いのはMAE=0の時ですが，実際には0以上の正の値となります。MAEとその95%信頼区間が治療域と比較して十分小さい時，予測精度が良好と判断できます。

$$\mathrm{MAE} = \frac{1}{n}\sum_{i=1}^{n}|予測値 - 実測値|$$

式6

　そして，偏りと精度の複合指標として，RMSE（root mean squared error）と，MSE（mean squared error）を用いることが提案されています。

$$\mathrm{RMSE} = \sqrt{\frac{1}{n}\sum_{i=1}^{n}(予測値 - 実測値)^2}$$

式7

$$\mathrm{MSE} = \frac{1}{n}\sum_{i=1}^{n}(予測値 - 実測値)^2$$

式8

　複数のモデルの予測性の比較では，予測性評価指標が異なり，95%信頼区間が重ならない時，より小さい値を示すモデルの予測性が優れていると判断できます。

[*3] Microsoft Excel®ではCONFIDENCE関数を用いて計算する。

1-5 TDM (therapeutic drug monitoring：治療薬物モニタリング)

1.5.1 TDMとは

　TDM（therapeutic drug monitoring：治療薬物モニタリング）は，治療効果や副作用に関する因子をモニタリングしながらそれぞれの患者に個別化した薬物投与を行うことであり，血中濃度と治療効果や副作用との間に関係が認められる薬物では，血中濃度を測定し解析した結果と臨床所見から投与計画を行うこと（日本TDM学会ホームページ[*4]）と定義されています。以後，本章ではこのTDMの定義を用いることにします。そして，血中濃度の治療域は，血中濃度と治療効果および（または）副作用の関係から，有効で安全な人の割合の比較的多い濃度範囲と捉えられています。つまり，血中濃度が治療域内でも，実際に効果が不足する，あるいは，副作用症状が現れることがあります。このことは，TDMにおける投与設計が血中濃度の測定や解析だけでなく，患者の病状推移や効果・副作用などの臨床情報を確認・評価しつつ行わなければならないことを示しています。

　わが国ではTDM関連保険診療報酬が1980年に初めて認められました。対象薬は躁うつ病の躁状態と躁病に有効な炭酸リチウム錠であり，本剤の開発段階において用量調節にTDMが必要であることが認識されました。このため，1980年の発売とともに薬物血中濃度測定の診療報酬が認められました。そして，翌1981年には抗てんかん薬とジギタリス製剤のTDMの診療報酬として投与量の精密な管理を主目的とした特定薬剤治療管理料が新設されました。以後，対象薬は増加してきましたが，対象薬の増加の背景には，薬物動態学（pharmacokinetics：PK），薬力学（pharmacodynamics：PD）および両者を統合したPK-PD（またはPK/PD）の臨床研究の進展と，PK-PDに関する研究成果の医療関係者への普及と浸透があると推察されます。

　平岡聖樹氏のPK，PDおよびPK-PDの解説[*4]によれば，PKとは「薬物の吸収，分布，代謝，排泄を包括した表現である。生体が薬物に対して何をするか（What the body does to the drug）という簡明な説明もされる」，「PDとは，薬物の作用の観点から，薬物動態と対比させて用いられる。薬物が生体に対して何をするか（What the drug does to the body）という簡明な説明もされる」，「薬物のPKとPDを関連させて解析することにより，薬物の作用をより理論的・合理的に解釈・説明する方法論を総括的にPK-PDと呼ぶ。狭義には，個体内の血中濃度の時間変化（PK）と薬理作用の時間変化（PD）をモデル解析により関連付けて解析するものを指す（後略）」と述べられてい

[*4] http://jstdm.umin.jp/；日本TDM学会ホームページ・専門用語解説。

1-5 TDM（therapeutic drug monitoring：治療薬物モニタリング）

す。

　つまり，患者における薬の吸収，分布，代謝，排泄に関するPK，薬の患者や微生物などの生体に対する作用に関するPD，薬の患者での有効性と安全性に関連するPK-PDの情報がそろうことで薬物投与法の評価および薬物投与計画の作成が可能になります。そして，患者の投与計画は，PKパラメータおよびPK-PDパラメータを用いて立案します。その際，Michael E. Winter教授は著書[*5]のなかで，多くの例を挙げて投与計画が手計算で作成できることを具体的に解説しています。また，手計算による検討では，計算ミスを防ぎ効率を上げるためにPKモデルの単純化を取り入れています。本書の翻訳と編集に携わり，臨床応用してきた一人として，パート1の基本原理を理解し，パート2の対象薬別の例題を解きながら本書を読み進めば，PK，PK-PDを応用した投与設計法が習得できると考えます。

　一方，TDMの効率と質の向上は，手計算でもできる投与計画作成にPCを用いることの最大のメリットと考えられます。近年，医療施設では電子カルテが普及してきました。筆者の施設でも医療関係者のすべてが情報を共有する電子カルテが2012年5月から稼働しました。情報端末のWindows® PCと電子カルテの連携により，TDMに必要な疾患名，診療記録，バイタルサイン，血算・生化学検査および細菌検査など，患者の臨床情報の収集と評価は容易となり，TDMで最も重要な投薬時刻と採血時刻の記録の医療スタッフへの依頼も電子カルテを介して可能となりました。TDM報告書も紙媒体のカルテへの保存から，電子カルテにファイルを直接貼り付ける形式に変わりました。つまり，電子カルテ端末用PCにTDMソフトウェアを導入すれば，情報収集から解析・報告までの一連の作業がスムーズに行えるため，TDMの効率と質は格段に高まります。

　また，投与間隔・投与量が等間隔・等投与量でなく，複数の剤形（速放性製剤，徐放性製剤など）や複数の投与経路（経口，静脈内など）を組み合わせた場合などがあり，投薬歴の複雑さによって血中濃度の計算が困難となることもあります。このような場合，OptjpWinSに投薬歴と採血歴を入力し，血中濃度をシミュレーションすることは効果的な検討手段となります。

1.5.2 TDM実施手順

　TDMは，医師，看護師，薬剤師などの医療関係者が関与するグループワークであることから，関係者はあらかじめ実施手順を把握しておくことが望まれます。TDMの流れは，大まかに患者の臨床情報確認・評価，投与計画作成・提案，モニタリング継続の3要素と捉えることもできます。実施手順をさらに詳しく検討すると，
①患者の病態および対象薬または前治療薬の効果・副作用を評価する
②患者の病態および対象薬の特性から目標指標（PK：ピーク値，トラフ値，AUC[*6]，PK-PD：Cpeak/MIC[*7]，24h-AUC/MIC，%T>MICなど）を選択する
③PPKモデルを選択する

[*5] 樋口駿 監訳，篠崎公一，平岡聖樹，川崎まさ江 編集：新訂 ウィンターの臨床薬物動態学の基礎（Basic Clinical Pharmacokinetics, Fifth edition edited by Winter ME. Lippincott Williams & Wilkins; 2010.）じほう，2013
[*6] AUC：血中濃度―時間曲線下面積（area under the concentration-time curve）．
[*7] MIC：最小発育阻止濃度（minimum inhibitory concentration）．抗菌薬の臨床および細菌学的効果と関連するPD指標．

④患者のPK変動要因よりPPKパラメータ代表値を推定する
⑤患者PKパラメータに④を用いて初期投与設計を実施する
⑥採血を適切に実施し，薬物濃度を正確に測定する
⑦PCまたは手計算によって測定値を用いて患者PKパラメータを推定する
⑧ ①と②を再度実施する
⑨必要に応じて，患者PKパラメータ推定値を用いて投与設計を実施する
⑩患者モニタリングを継続する
以上の10要素となります。

1.5.3 初期投与設計

実施手順①～⑤の初期投与設計には，添付文書記載の用法・用量を用いる方法とPPKモデルを用いる方法の2種類があります。それぞれの特徴を記します。

- **i. 添付文書記載の用法・用量を用いる方法**：用法・用量は承認事項であることから標準的な投与法です。しかし，TDM対象薬では，PKの変動要因（covariate；共変量）やPKパラメータの個体間変動と血中濃度の個体内変動が考慮されていないため不適当な場合があります。
- **ii. PPKモデルを用いる方法**：TDM対象薬では推奨される方法です。患者PKパラメータにPPKモデルと患者の特性値から求めたPPKパラメータ平均値を患者PKパラメータとして用います。手計算やPCを利用して目標 PK-PD指標を達成できる初期投与設計を行います。同じPPKモデルを用いれば，手計算とPCによる投与計画は同等となります。i.の用法・用量と比較することが薦められます。この段階では，PKパラメータの個体間変動と血中濃度の個体内変動が考慮されていないため，血中濃度が予想と大きく異なる場合があります。このため，TDM対象薬では血中濃度を測定し，測定値を用いて以後の投与設計を行う必要があります。

1.5.4 測定値を用いた患者PK解析法

測定値を用いた患者PK解析法には，通常最小二乗法，手計算法，ベイジアン法（ベイジアン最小二乗法，ベイズ推定法）があります。測定値1点から患者PKパラメータを求める場合は，手計算では求めるパラメータ以外はPPKパラメータ平均値に固定し，ベイジアン法ではPPKパラメータ平均値と分散（個体間変動），血中濃度の個体内変動を用います。また，通常最小二乗法とベイジアン法では，目的関数（objective function；OBJ）が最小となるようなPKパラメータセットを非線形最小二乗法（OptjpWinSではSimplex法[42]）を用い，繰り返しパラメータを変化させて求めます。それぞれの解析法の特徴を以下に述べます。

A）通常最小二乗法

目的関数（OBJ）は，次式に示すように，実測値（Ci）とPKパラメータセットによる予測値（Ĉi）の差の二乗と実測値の分散の商を合計した値です。つまり，測定値のみからOBJが最小となるPKパラメータセットを求めます[43]。この方法では，パラメータの初期値が必要ですが，OptjpWinSでは初期値にPPKパラメータ平均値を用います。

$$\mathrm{OBJ} = \sum_{i=1}^{n} \frac{(C_i - \hat{C}_i)^2}{\sigma_{c_i}^2}$$

式9

　この方法の応用事例としては，患者のPKの変動が大きい熱傷患者におけるアミノグリコシドのTDMへの応用があります[44]。患者PKパラメータ推定に測定値のみを用いることから，以下の適用条件を満たすことが必要です。
　1. 測定値が2点以上ある
　2. 測定値の高低差が2倍以上ある
　3. 投薬歴と採血歴が正確である
　4. 測定値が正確である

B）手計算法

　1点の測定値から1つのパラメータを求め，他はPPKパラメータ代表値に固定する方法です。また，通常最小二乗法の適応条件を満たす2倍以上の高低差のある複数の測定値から複数のパラメータを求める場合もあります。

C）ベイジアン法（ベイジアン最小二乗法，ベイズ推定法）

　ベイズの定理に基づき，患者PKパラメータを推定する方法です。1～2点の測定値とPPKパラメータを用います。患者が母集団（population）の一員であることを前提としています。

$$\mathrm{prob}(P|C) = \frac{\mathrm{prob}(P) \times \mathrm{prob}(C|P)}{\mathrm{prob}(C)}$$

式10 ベイズの定理

　ここで，右辺分子のprob（P）は，パラメータPの事前確率（prior probability），つまり，PPKパラメータの平均と分散です。ベイズの定理で求める左辺のprob（P｜C）は，濃度Cが得られた時のパラメータPの事後確率（posterior probability）であり，prob（P）とその分布より計算される濃度Cの分布の平均値と分散prob（C｜P）の積と，測定値Cの平均値と誤差分散prob（C）の商で計算されます。
　具体的には，PPKモデルに基づき，パラメータの確率分布形状が異なる正規分布，対数正規分布の目的関数を最小化してPKパラメータセットを求めます。

$$\mathrm{OBJ} = \sum_{i=1}^{n} \frac{(\mathrm{Ci} - \hat{\mathrm{Ci}})^2}{\sigma_{c_i}^2} + \sum_{j=1}^{n} \frac{(\mathrm{Pj} - \hat{\mathrm{Pj}})^2}{\sigma_{p_j}^2}$$

式11 パラメータの分布に正規分布を仮定

$$\mathrm{OBJ} = \sum_{i=1}^{n} \frac{(\mathrm{Ci} - \hat{\mathrm{Ci}})^2}{\sigma_{c_i}^2} + \sum_{j=1}^{n} \frac{(\ln \mathrm{Pj} - \ln \hat{\mathrm{Pj}})^2}{\sigma_{p_j}^2}$$

式12 パラメータの分布に対数正規分布を仮定

ここで，Ciと$\sigma_{c_i}^2$はi個の血中濃度測定値と測定値の分散（PPKモデルにおける血中濃度の個体内変動），$\hat{\mathrm{Ci}}$は変化させるj個のPKパラメータセットが$\hat{\mathrm{Pj}}$の時のi個の血中濃度予測値，Pjと$\sigma_{P_j}^2$はj個のPPKパラメータの平均値とその分散（PPKモデルにおける個体間変動）となります。

OptjpWinSでは，投薬歴（投与経路，投与量，注入時間，投与間隔）および測定値の採血歴を用い，PPKモデルと年齢，体重，腎機能，疾患，併用薬剤，喫煙・飲酒歴などの患者特性値から求めたPPKパラメータ平均値と個体間変動および血中濃度の個体内変動を用いて，患者PKパラメータを推定しています。

OptjpWinSは，Windows® PCとExcel®があれば単体でも使用できますが，電子カルテが導入されている施設では，Windows® PCの端末で使用したほうが患者情報の収集・評価，患者PKおよびPK-PD解析，投与設計，投与計画報告書の作成と電子カルテへのアップロードなどの一連のTDMの作業をより円滑に実施することができます。

OptjpWinは通常最小二乗法とベイジアン法を選択できますが，通常最小二乗法は適応条件を満たす状況でのみ使用できるのに対して，PPKモデルを用いたベイジアン法は必要な測定値が1～2点と少なく，あらゆる臨床状況で使用できることが利点と考えられます。

TDMによる薬物治療の個別化は，患者の臨床所見の評価を重視しつつ，血中濃度またはPK-PD指標と効果・副作用の関係から投与法の検討を行います。例えば，効果があり副作用がない状況では，PK-PD上問題のないことを確認して投与量の維持・継続を推奨する場合と，薬剤耐性化防止や長期予後改善のために投与量の変更を推奨する場合があります。また，効果不足または副作用症状がみられる状況では，増量または減量，時には他剤への変更を推奨します。すなわち，TDMは薬物治療に潜在する問題点や薬物治療中に顕在化する問題点の解決のために役立ちます。

薬物治療の個別化にPCを活用しTDMソフトウェアを十分に役立てるために，第2章ではOptjpWinSの機能と操作法について詳しく説明します。

参考文献

1) Kelman AW, Whiting B, Bryson SM：OPT；A package of computer programs for parameter optimisation in clinical pharmacokinetics. Br J Clin Pharmacol, 14：247-256, 1982
2) Kelman AW, Whiting B, Bryson SM：Parameter optimisation in Clinical pharmacokinetics. Computer programs in Biomedicine, 14：239-248, 1982
3) Whiting B, Kelman AW, Bryson SM：Application of Bayesian forecasting techniques in the analysis of routine clinical and laboratory data. Marcell Dekker, NY, 1982
4) Vozeh S, Hillman R, Wandell M, et al：Computer-Assisted Drug Assay Interpretation Based on Bayesian Estimation of Individual Pharmacokinetics；Application to Lidocaine. Ther Drug Monit, 7：66-73, 1985
5) Whiting B, Kelman AW, Bryson SM, et al：Clinical pharmacokinetics；a comprehensive system for therapeutic drug monitoring and prescribing. Br Med J, 288：541-545, 1984
6) Sheiner LB, Beal S, Rosenberg B, Marathe VV：Forecasting individual pharmacokinetics. Clin Pharmacol Ther, 26：294-305, 1979
7) Sheiner LB, Beal S：Bayesian individualization of pharmacokinetics；Simple implication and comparison with non-Bayesian method. J Pharm Sci, 71：1344-1348, 1982
8) Peck CC, Brown WD, Sheiner LB, Schuster BG：A microcomputer drug (theophylline) dosing program which assists and teaches physician. Proceedings 4th Annual Conference on Computers in Medical Care (O'neill JT eds.), 2：988-991, 1982
9) Sheiner LB, Rosenberg B, Marathe VV：Estimation of population characteristics of pharmacokinetics parameters from routine clinical data. J Pharmacokinet Biopharm, 5：445-479, 1977
10) Kelman AW, Whiting B, Rubin PC：OPT Instruction manual, Nodecrest Ltd., English Version 4, 1984
11) 篠崎公一, 高尾良洋, 山崎顕, 他：重症感染症患者におけるイセパマイシンの母集団薬物動態パラメータとベイジアン法に基づく投与設計法の臨床応用に関する検討. 日本化学療法学会雑誌, 42：202-213, 1994
12) 篠崎公一・監修：だれでもできるTDMの実践―QflexとOptjpWinを利用した薬物投与設計―, テクノミック, 2003
13) 木村公美, 篠崎公一, 上原亜紀, 他：バルプロ酸徐放性製剤の母集団薬物動態解析－徐放性製剤3種の比較－. TDM研究, 24 (4)：175-178, 2007
14) 堀了平, 奥村勝彦, 北澤式文, 他：日本人におけるPopulation Pharmacokinetic Parametersの推定Ⅰ：バルプロ酸. 薬剤学, 49：148-156, 1989
15) 堀了平, 奥村勝彦, 北澤式文, 他：日本人におけるPopulation Pharmacokinetic Parametersの推定Ⅱ：カルバマゼピン. 薬剤学, 49：304-312, 1989
16) Burton ME, Brater DC, Chen PS, et al：A Bayesian feedback method of aminoglycoside dosing. Clin Pharmacol Ther, 37：349-357, 1985
17) 大島梢, 篠崎公一, 佐古兼一, 佐藤美紀, 鈴木幸男：バンコマイシンのノンパラメトリック母集団薬物動態モデリング. TDM研究, 22 (2)：159-160, 2005
18) Yasuhara M, Iga T, Zenda H, et al：Population pharmacokinetics of vancomycin in Japanese adult patients. Ther Drug Monit, 20 (2)：139-148, 1998
19) 中山貴美子, 源馬均, 貝原徳紀, 丹羽俊朗：成人におけるteicoplaninの母集団薬物動態解析. 日本化学療法学会雑誌, 54 (1)：1-6, 2006
20) 吉次広如, 桜井隆雄, 平岡聖樹, 中名生宏：腎障害患者におけるcefepimの用法・用量の検討. 日本化学療法学会雑誌, 55 (5)：302-308, 2005
21) 田中綾, 篠崎公一：メシル酸パズフロキサシンのメタ解析による母集団薬物動態モデリング. TDM研究, 25 (3)：s227, 2008（田中綾：ニューキノロン系抗菌薬パズフロキサシンのメタアナリシスによる薬物動態解析. 北里大学薬学部卒業論文, 2008.3）
22) Ikawa K, Morikawa N, Ohge H, et al：Pharmacokinetic-pharmacodynamic target attainment analysis of meropenem in Japanese adult patients. J Infect Chemother, 16：25-32, 2010
23) Tanigawara Y, Nomura H, Kagimoto N, et al：Premarketing Population Pharmacokinetic Study of Levofloxacin in Normal Subjects and Patients with Infectious Disease. Biol Pharm. Bull, 18 (2)：315-320, 1995
24) 樋口駿・監訳, 篠崎公一, 平岡聖樹, 川崎まさ江・編集：ジゴキシン；新訂 ウィンターの臨床薬物動態学の基礎 (Winter ME, ed：Basic Clinical Pharmacokinetics, Fifth edition, Lippincott Williams & Wilkins, 2010.), じほう, pp.187-224, 2013
25) 木村信之, 篠崎公一, 佐古兼一, 他：ジゴキシンの母集団薬物動態モデルの構築と解析ソフトウェアおよび計算図表

の作成. TDM研究, 21 (2): 135-136, 2004

26) Shen DD, Cunningham JL, Shudo J, Arzanoff DL: Disposition kinetics of disopyramide in patients with renal insufficiency. Biopharm Drug Dispos, 1; 133-140, 1980
27) Bryson SM, Cairns CJ, Whiting B: Disopyramide pharmacokinetics during recovery from myocardial infarction. Br J Clin Pharmacol, 13: 417-421, 1982
28) Bryson SM, Whiting B, Lawrence LR: Disopyramide serum and pharmacologic effect kinetics applied to the assessment of bioavailability. Br J Clin Pharmacol, 6: 409-419, 1978
29) 樋口駿・監訳, 篠崎公一, 平岡聖樹, 川崎まさ江・編集：プロカインアミド；改訂 ウィンターの臨床薬物動態学の基礎 (Winter ME, ed: Basic Clinical Pharmacokinetics, Fifth edition, Lippincott Williams & Wilkins, 2005.), テクノミック・じほう, pp.339-360, 2005
30) Vozeh S, Katz G, Steiner V, Follath F: Population Pharmacokinetic Parameters in Patients Treated with Oral Mexiletine. Eur J Clin Pharmacol, 23: 445-451, 1982
31) 大幸淳：不整脈薬の薬物治療モニタリングに関する研究―TDM部門での臨床業務の効率化を目指して―. 北里大学薬学部卒業論文, 2003. 3
32) 田端健司, 貝原徳紀, 徳間洋二, 他：Microsoft Excelで使用可能なベイジアン法に基づくシベンゾリンのTDM支援ソフトウェアの開発. TDM研究, 18: 35-42, 2001
33) 森田一美, 篠崎公一, 山本悦子, 他：フレカイニドの治療薬物モニタリング (TDM) に関する研究. TDM研究, 16 (4): 364-369, 1999
34) 高畠利一, 太田博真, 山本嘉治, 他：腎機能低下患者における新抗不整脈剤SUN 1165の体内動態. 薬理と治療, 17 (7): 215-225, 1989
35) 木村信之：循環器用薬のTDMと母集団薬物動態モデルに関する研究. 北里大学薬学研究科博士論文, 2003. 3
36) Kasai H, Ueno K, Kusumoto M, Shibakawa M: Population pharmacokinetic analysis of pirmenol in healthy volunteers and patients with arrhythmia. Eur J Clin Pharmacol, 55: 77-78, 1999
37) Jusko WJ, Gardner MJ, Mangione A, et al: Factor affecting theophylline clearance. J Pharm Sci, 68: 1358-1366, 1979
38) 田中潤, 篠崎公一, 平岡理佳, 他：高齢者におけるテオフィリンの薬物動態の変動要因―年齢, 慢性心不全, 飲酒の影響―. TDM研究, 26 (2): 59-65, 2009
39) 樋口駿・監訳, 篠崎公一, 平岡聖樹, 川崎まさ江・編集：リチウム；新訂 ウィンターの臨床薬物動態学の基礎(Winter ME, ed: Basic Clinical Pharmacokinetics, Fifth edition, Lippincott Williams & Wilkins, 2010.), じほう, pp.273-281, 2013
40) Lentner C, ed: Geigy Scientific Table 8th edition, Ciba-geigy Ltd, Basel, Switzerland, 3: 326, 1984
41) Sheiner LB, Beal SL: Scientific commentary; Some suggestions for measuring predictive performance. J Pharmacokinet Biop, 9 (4): 503-512, 1981
42) Nelder LA, Mead R: A Simplex method for function minimization. Computer J, 7: 308-313, 1965
43) 篠崎公一, 増原慶壮, 高尾良洋, 他：Bayesian理論によるAmikacin投与設計法. 臨床薬理, 17 (1): 87-88, 1986
44) Zaske DE, Bootman JL, Solem LB, Strate RG: Increased burn patient survival with individualized dosages of gentamicin. Surgery, 91 (2): 142-149, 1982
45) 高尾良洋, 篠崎公一, 増原慶壮, 他：バルプロ酸の文献調査に基づくPopulation Pharmacokineticsの検討. 医薬ジャーナル, 24 (10): 2223-2229, 1988

(篠崎 公一)

第2章
OptjpWinSの機能と操作法

2-1 はじめに

　Microsoft社のExcel®は表計算アプリケーションであり，表を利用した計算や検索など，多くの関数が利用できます。また，関数を組み合わせることで，高度な計算を行うことが可能であり，計算結果を容易にグラフ化する機能があります。OptjpWinSは，Excel®付属のVBA®を用いて作成したTDMソフトウェアであり，Windows® XP，Vista，7，8など現在利用可能なOS，およびMicrosoft Excel® 2003，2007，2010，2013で動作します。

　OptjpWinSは，Excel®の入力方式や機能を利用することで，従来のOptjpWin（第3世代）より操作手順が明確となり，操作性が向上しています。煩雑な画面の行き来をしなくとも，画面に配されたボタンの順に沿うことで症例解析が可能です。また，複数の薬物のPPKモデルが組み込まれており，一度操作方法を習得すれば複数の薬物の投与設計が可能です。

　次節より，新しいOptjpWinSの機能と操作法を，症例データを交えて説明します。Windows® PCにOptjpWinSを入れて実際に操作しながら読み進んでください。

　なお，使用する環境により，画面，文字のレイアウトなどは一部異なる場合があります。

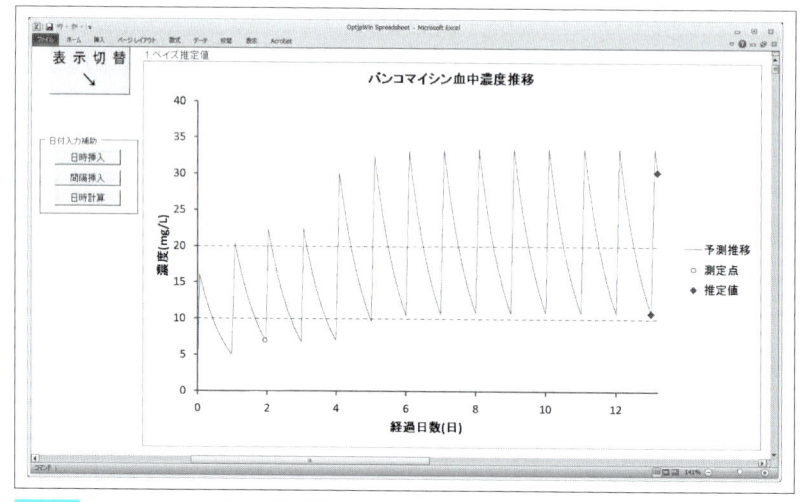

図1　OptjpWinSによる解析画面の例

2-2 ソフトウェアの起動・TOP画面・終了

2.2.1 起動

　OptjpWinSの動作には，Microsoft社のExcel® 2003以降が必要です。セキュリティレベルの変更が必要となり，Excel® 2003ではマクロのセキュリティレベルを中に，2007以降で起動時に，「セキュリティ警告」が表示される場合は，［マクロ（このコンテンツ）を有効にする］または［コンテンツの有効化］を選択します。OptjpWinSは，エクセル形式（.xls）ファイルのアイコンをダブルクリックなどすることによりソフトウェアが起動します。

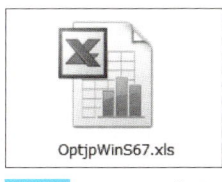

図2　アイコン表示

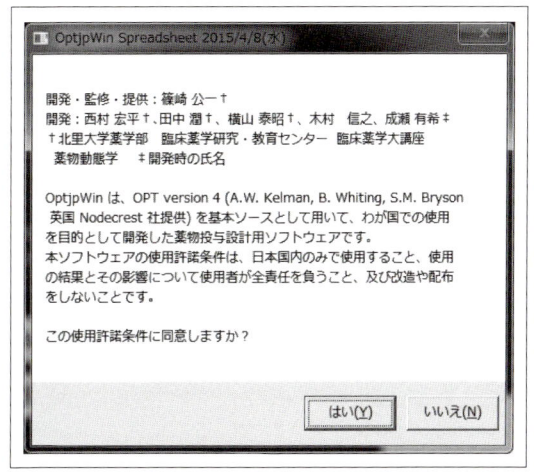

図3　使用許諾確認画面

　起動後は使用許諾確認が表示されます。日本国内で使用し，使用者が全責任をとること，改造や配布をしないことに同意するのであれば［はい］を選択してください。

　また，起動後のウインドウサイズおよび表示倍率は前回のソフトウェア終了時の設定に依存し，起動時に調整されます（第2章 2.4.4　操作画面表示の大きさ；p.44参照）。

2.2.2 TOP画面

TOP画面左に配置されたボタンでは，解析の流れを6項目に分類しており，順に解析を進めることで，症例解析・投与設計が可能となっています．そのほかに患者データファイルの保存および読み込み，環境設定，初期化，ソフトウェアの終了ボタンが備わっています（患者データファイルの保存および読み込み，環境設定については後述）．

初期化のボタンは新たな症例を解析する際に，これまで入力されたデータを一括削除します．ソフトウェア起動時には毎回，初期化が実行されています．

また，患者データファイル名や薬物名および備考（PPKモデルなどの情報）の表示，OPTIMIZATION MODEの選択（後述）もこの画面で行います．

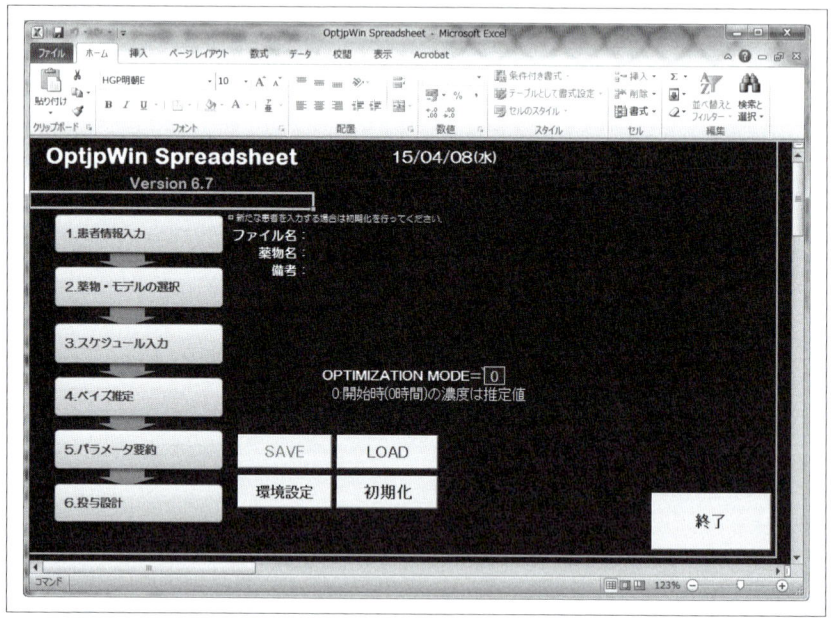

図4 TOP画面

2.2.3 終了

ソフトウェアを終了する場合は，TOP画面の［終了］ボタンを押すほかに，Excel®の右上の閉じるボタン（［×］）を押しても終了できます．

2-3 OptjpWinSによる患者データ解析機能と操作法

本節では，OptjpWinSの患者データ解析機能と操作法を理解していただくために，TDM実施例を提示して詳細について順を追って述べます。

<症例>
73歳，男性，身長：162 cm，体重：48.2 kg

2010年8月28日S状結腸腫瘍切除術を施行。9月16日 38.7℃の発熱あり，9月11日のIVHカテーテル先培養で，MRSA 2+ 〔バンコマイシン（VCM）に対するMIC 1.0μg/mL〕のためVCM投与が開始された。

投与履歴

9月16日	10:15 〜	1,000 mg	1.5 hr	DIV*
9月17日	10:15 〜	1,000 mg	2 hr	DIV
9月18日	9:30 〜	1,000 mg	1.5 hr	DIV
9月19日	10:00 〜	1,000 mg	1.5 hr	DIV

*点滴静脈内注入

採血履歴

9月18日　9:00　7.0μg/mL

検査値（9月18日）

WBC	3,880 /mm^3	Neut	48.1 %
TP	5.4 g/dL	Alb	2.8 g/dL
BUN	3.8 mg/dL	Scr	0.68 mg/dL
CRP	7.64 mg/dL		

2.3.1 患者情報入力

TOP画面の［1.患者情報入力］ボタンを押すと，入力画面に変わり，ここでPK解析に必要な患者情報を入力します。必須入力項目（性別，年齢，身長，体重）は，赤枠のセルで示されます。また，ほかの入力項目は必要に応じ入力します。この症例では患者の基本情報として，性別，年齢，身長，体重，血清クレアチニン値を入力します（図5）。

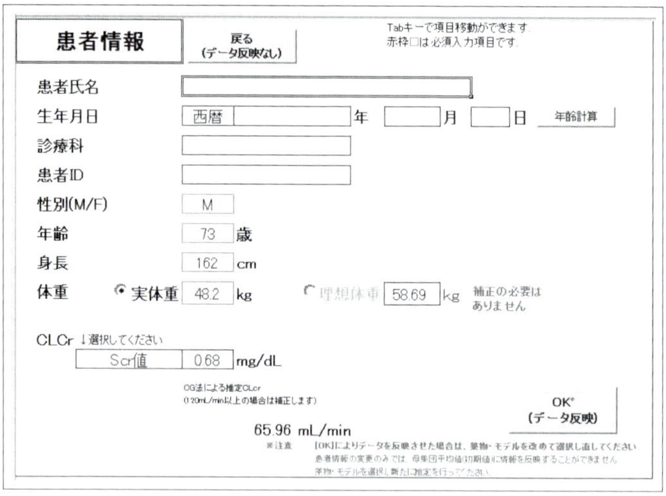

図5 患者情報入力画面

入力項目について説明します。
●患者氏名，生年月日，診療科，患者ID
　患者を識別するために入力します。これらのデータを入力して保存すると，データファイルに個人を特定できる情報が入力されますので取扱いには十分にご注意ください。
●性別
　男性（male；M），女性（female；F）のいずれかを，プルダウンメニューより選択します。
●年齢
　患者の年齢（歳）を入力します。生年月日を入力した場合には，セルの右の［年齢計算］ボタンを押すと現在の年齢を計算することもできます。
●体重
　患者の実際の体重（実体重と表記）を入力します。また，実体重の代わりに理想体重を選択することが可能です。ここでは，必須入力項目のうち3項目（性別，年齢，身長）を入力することにより，肥満を補正した理想体重（ideal body weight；IBW）が自動的に算出されます（第1章 1.3.1　肥満への対応；p.8参照）。
　実体重入力後，体重の項の右側に，実体重＞IBWの場合は「補正可能」，実体重≦IBWの場合は「補正の必要はありません」と表示されます。使用する体重をオプションボタンにより選択します。なお，体重が理想体重の120％を超える肥満患者の場合は，理想体重に体重と理想体重の差の40％を加えて求めた補正体重を実体重の欄に入力してください。
●CLcr：クレアチニンクリアランス
　OptjpWinSでは，患者の腎機能指標としてCLcrを用いています。血清クレアチニン値からCLcr値を算出するか，CLcr値を直接入力します。なお，CLcr入力欄は，腎臓から消失する（PPKモデル式にCLcrが組み込まれている）薬物では，必須入力項目となります。

まず，プルダウンメニューより，「CLcr直接入力」または「Scr値」どちらを入力するかを選択し，選択項目に応じた値を入力します。後者の場合はCockcroft-Gault式によりCLcr推定値が算出されます。

$$CLcr_{male} = \frac{(140 - AGE) \times WT}{72 \times Scr} \text{ (mL/min)}$$
$$CLcr_{female} = CLcr_{male} \times 0.85 \text{ (mL/min)}$$

式1

ただし，AGEは年齢（歳），WTはオプションボタンで選択した実体重または理想体重（kg），Scrは血清クレアチニン値（mg/dL）を示します。

注意していただきたいのは，CLcrの計算値が120mL/minを超える場合は，120mL/minに補正されます。これは，実際よりクリアランスを大きく見積もった場合の過量投与を避けるために設定してあります。またこの式の前提として，血清クレアチニン値に変動がなく定常状態にあることと，患者の体重に占める筋肉の割合が性別と年齢に相応なことです。このため，腎機能が大きく変動している患者では非定常状態の式を用いてクレアチニンクリアランスを推定し，CLcrに直接数値を入力してください。また，栄養状態の悪いやせた患者では腎機能を過大評価する可能性があることを考慮する必要があります。一方，若い患者や，熱があり心拍数の速い感染症患者など，CLcrが120mL/minを超えることが示唆される場合にはCLcrに直接数値を入力してください。

理想体重と実体重の大小判定や，CLcrの算出は，計算に必要な項目が変更されるたびに再計算されます。

入力が完了したら［OK（データ反映）］ボタンを押してTOP画面に戻ります。［戻る（データ反映なし）］ボタンは，入力したデータを反映しませんのでご注意ください。

2.3.2 薬物・モデル選択

解析を行う薬物と，そのPPKモデルを選択します。患者データのうち，必須入力項目（性別，年齢，身長，実体重）が入力されていないと，薬物・モデルの選択はできません。

フォーム起動後はプルダウンメニューより投与薬物を選択します。選択薬物によっては複数のPPKモデルが定義されているため，モデル選択と決定に必要な質問事項がフォーム下部に表示されます（図6）。該当する項目を選択し，［OK］ボタンを選択すると薬物・モデルが決定されます。同時に，患者情報と選択したPPKモデルより母集団平均値（PPKパラメータ平均値）が算出・更新され，パラメータ要約画面に表示されます（図7）。図6の画面で［詳細］ボタンを押すと，PPKモデルの詳細が表示されます（図8）。

もし薬物・モデル選択後に患者情報入力画面で情報を修正した場合は，薬物・モデルを再選択する必要があります。

第 2 章　OptjpWinS の機能と操作法

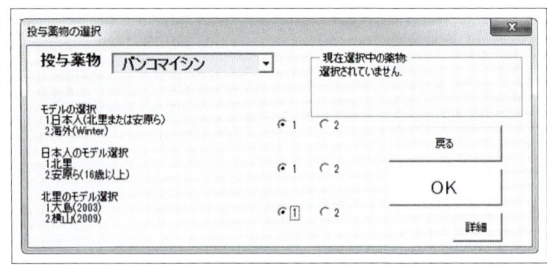

図6　薬物・モデル選択フォーム

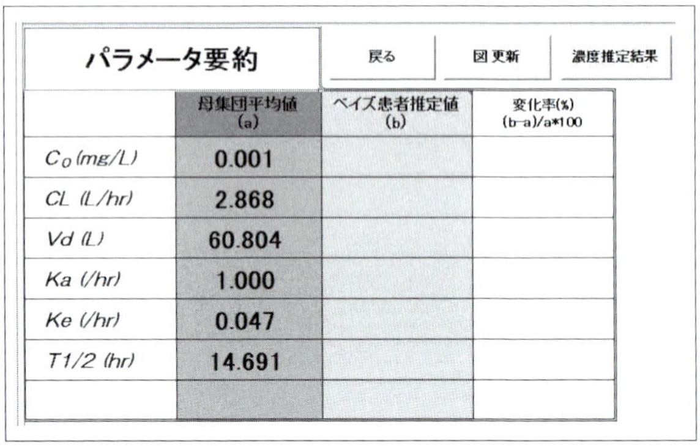

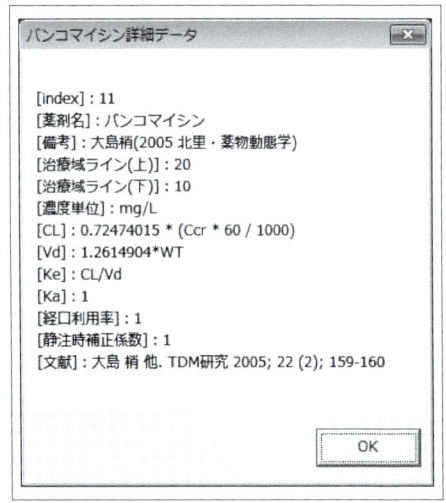

図7　パラメータ要約（母集団平均値）

図8　PPKモデルの詳細

　なお，リドカインを除く薬剤では，信頼できる文献により患者PKへの影響が明らかな場合や，何らかの要因が患者の薬物動態に影響を与えていると考えられた場合に，パラメータ要約画面において，解析者の責任で母集団平均値（CL, Vd, Ka）を任意の値に変更できます。

2.3.2.1 対象薬一覧

解析対象薬剤として24種類が登録されており（表1），薬物動態モデルとして1-コンパートメントモデル（リドカインのみ2-コンパートメントモデル）を用いています。投与薬物の選択フォームの［詳細］ボタンを選択することで，薬物のPPKモデルに関するデータが表示されます（図8）。

表1 OptjpWinSの解析対象薬一覧

分類	薬剤	分類	薬剤
ジギタリス製剤	ジゴキシン	アミノグリコシド	アミカシン
抗不整脈薬	ジソピラミド		アルベカシン
	シベンゾリン		ゲンタマイシン
	ピルシカイニド		トブラマイシン
	ピルメノール		ネチルマイシン
	フレカイニド	フルオロキノロン	パズフロキサシン
	プロカインアミド		レボフロキサシン
	メキシレチン	セフェム	セフェピム
	リドカイン	カルバペネム	メロペネム
キサンチン誘導体	テオフィリン	抗てんかん薬	カルバマゼピン
グリコペプチド	バンコマイシン		バルプロ酸
	テイコプラニン	リチウム製剤	リチウム

2.3.2.2 任意のPPKモデルの定義

任意の薬物・モデルを解析する際にユーザー定義薬物登録機能を用いることができます。信頼できる文献やデータに基づき，投与薬物の選択フォームの投与薬物選択時に，ユーザー定義薬物を選択することによってユーザー定義薬物の登録フォームが表示され，項目に沿って入力すれば任意のモデルを作成可能です。以後の解析手順は他の薬物・モデル選択時と同様に行います。

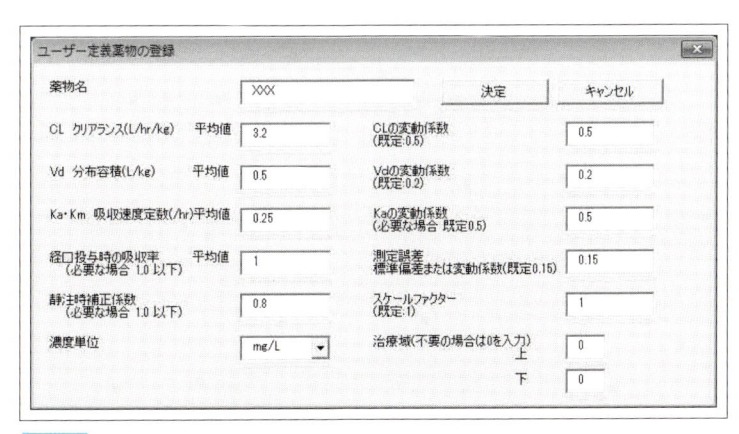

図9 ユーザー定義薬物の登録フォームの入力例

2.3.3 投与および採血スケジュール入力

解析対象薬剤の投与および採血の履歴を入力するシートです。左側には「過去投与履歴・直前濃度」と「現在投与履歴」を，右側には「採血履歴」を入力します。

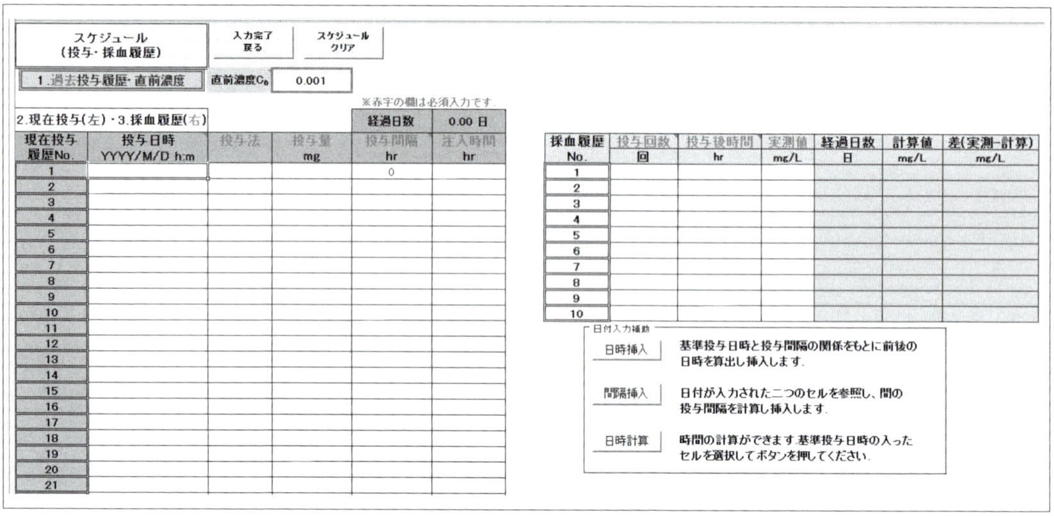

図10 スケジュール入力画面

2.3.3.1 過去投与履歴・直前濃度

入力画面の左側上部に入力欄があります。直前濃度の実測値が存在する場合は，解析時の直前濃度（C_0）を直接セルに入力するか，[1.過去投与履歴・直前濃度]ボタンを押し出現する質問メッセージに対して回答します。なお，$C_0=0$ は演算時のエラー回避のため0.001として扱っており，入力は"0"または"0.001"のいずれも同じ解析結果を与えます。

過去に薬物投与があるが，現在投与履歴開始直前に実測値が存在しない場合は，直前濃度を算出します。対話形式により，「既に定常状態に達していますか」の質問に答え，過去投与履歴を入力することによって，過去投与履歴および母集団平均値から C_0 が推定されます。

今回の症例では，操作・入力の必要はありません。

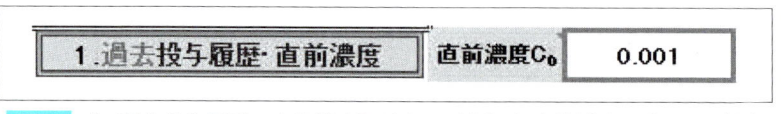

図11 [1.過去投与履歴・直前濃度] ボタン（左）と直前濃度入力セル（右）

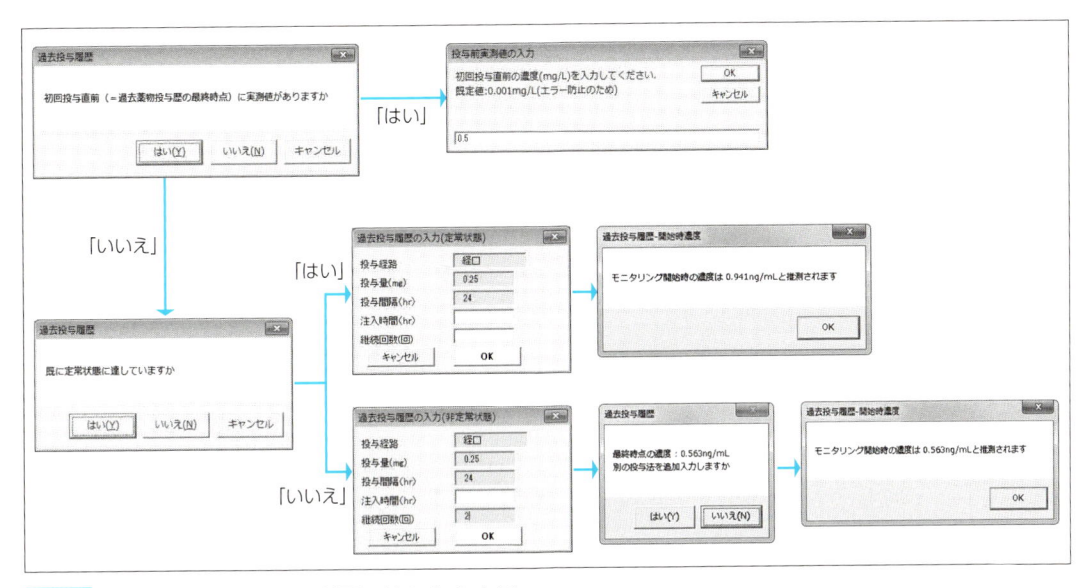

図12 過去投与履歴に関する質問の流れと入力例

　本患者がジゴキシンを服用していたと仮定して，[薬物・モデルの選択]で，「ジゴキシン」，「日本人」，「心不全なし」とします．過去投与履歴・直前濃度が0.5ng/mL（実測値あり）の場合，入院前に0.25mg 24時間ごと投与を長期服用していた場合，入院前に0.25mg 24時間ごと投与を2回だけ服用した場合の例を示します．確認後，25～26ページの2.3.2に従いバンコマイシンに戻してください．

2.3.3.2 現在投与履歴

　過去投与履歴・直前濃度の下部にあり，解析対象薬物の直近の投与履歴を60回分まで入力できます．現在投与履歴No.（投与No.）1から順番に入力し，必須入力項目は投与法，投与量，投与間隔，注入時間（投与法で点滴静注を選択した場合）です．

表2 現在投与履歴の入力項目の説明

投与日時	投与日時を西暦年/月/日 24時間制の時分で入力します．
投与法	経口，静注，筋注，点滴静注をプルダウンメニューより選択します．
投与量	1回投与量を入力欄上部に表示された単位の数値として入力します．
投与間隔	今回投与と前回投与の間隔（単位：時間）を入力します．投与No.1では，初回投与前に過去投与があった場合にはその間隔を，過去投与がない場合には0を入力します．
注入時間	投与法が点滴静注の際の注入時間を入力します．

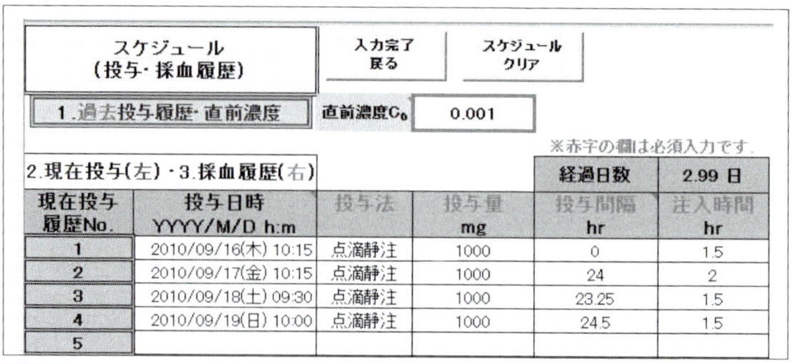

図13 投与履歴の入力が完了した状態

日時，投与間隔については複数の入力方法があります。投与回数が増えた場合に，その一つひとつを手入力するのは効率的ではありません。また，投与間隔を厳密に入力しようとした際に，計算ミスなどによる若干の誤差が生じることも考えられます。このようなことを解消するために，投与日時や投与間隔への入力の際の補助機能があるので紹介します。

投与日時は解析に必須ではありませんが，投与履歴の日時による確認はミス防止に役立つため入力を推奨します。一部でも日時が正確にわかっている場合は入力してください。入力方法は利便性を考え2通りあります。

例）　2010年9月19日　日曜日　午前10時00分（4回目の投与）の入力を行う場合

入力法①　　「2010/9/19　10:00」
スラッシュ（/），スペース，コロン（:）を用いて【YYYY/M/D h:m】と入力し［Enter］キーを押します。投与日時を入力するセルの一番上部に「YYYY/M/D h:m」と表示があるため，この表記通りに入力しています。
入力法②　　「201009191000」→ セル内 右クリック
年月日，日時を【YYYYMMDDhhmm】と数値を連続入力し［Enter］キーを押します。##############と表示されますので，投与日時の入力セル範囲内を右クリックしてください。自動的に通常の日時曜日の表示に変換されます。

入力法②の「投与日時の入力セル範囲内」とは，図14の太枠の範囲であればどこでもかまいません。入力法①，入力法②のいずれも，自動に変換され 2010/09/19（日）10：00と表示されます。

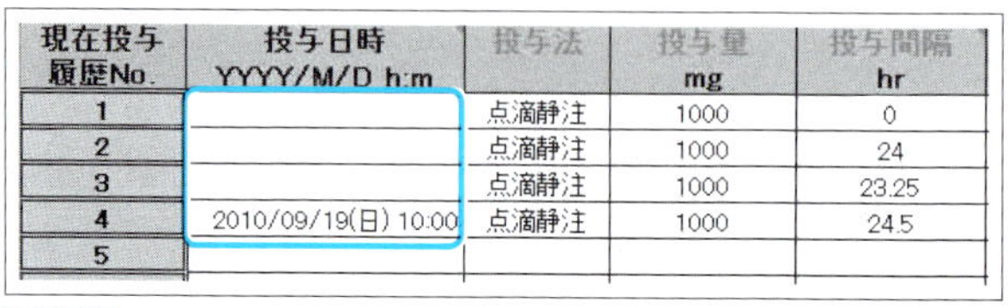

図14 投与 No.4 に入力法①または②で日時を入力した場合

なお，入力法②のメリットは，複数の日時をYYYYMMDDhhmmと入力した場合でも，すべてを自動で一括変換できる点です．また，この入力法は，キーボードのテンキー部分のみで入力可能で効率的です．

次に，投与時は間隔が入力済みの時，1カ所の投与日時を基準日として，投与間隔をもとに自動的にほかの投与日時を挿入する方法を説明します．図15上図に示すように投与日時がNo.1～3が未入力の状態で，スケジュール入力画面の日付入力補助欄にある［日時挿入］ボタンを押すと，図15下図のように投与日時が挿入されます．入力した投与日時と実際の投与日時を照合し，もし違いがあれば，投与間隔の入力が誤っていると考えられます．投与日時がすでに2カ所以上入力されている場合には，投与No.の小さいものを基準日とします．特定の投与No.における投与日時を基準日に設定したい場合は，それ以前の投与日時を削除し，［日時挿入］ボタンを実行してください．

現在投与履歴No.	投与日時 YYYY/M/D h:m	投与法	投与量 mg	投与間隔 hr
1		点滴静注	1000	0
2		点滴静注	1000	24
3		点滴静注	1000	23.25
4	2010/09/19(日) 10:00	点滴静注	1000	24.5
5				

↓

現在投与履歴No.	投与日時 YYYY/M/D h:m	投与法	投与量 mg	投与間隔 hr
1	2010/09/16(木) 10:15	点滴静注	1000	0
2	2010/09/17(金) 10:15	点滴静注	1000	24
3	2010/09/18(土) 09:30	点滴静注	1000	23.25
4	2010/09/19(日) 10:00	点滴静注	1000	24.5
5				

図15 ［日時挿入］の使用例：実行前（上），後（下）

また，投与間隔を直接入力する場合には，投与間隔の計算を間違える可能性も考えられます．このため，投与日時から投与間隔を自動で挿入できる機能も設けています．臨床状況ではこのほうが現実的かもしれません．投与間隔を算出したい投与No.と，その1つ前の投与の投与日時を入力し，スケジュール入力画面の日付入力補助欄にある［間隔挿入］ボタンを押すことで投与間隔が自動で挿入されますので，図16に示すような投与履歴について操作してください．もしすでに間違った投与間隔が入力されている欄があった場合には，その投与No.の投与日時とそのセルの上または下に隣接して投与日時が存在すれば，自動挿入の値によって投与間隔が修正されます．

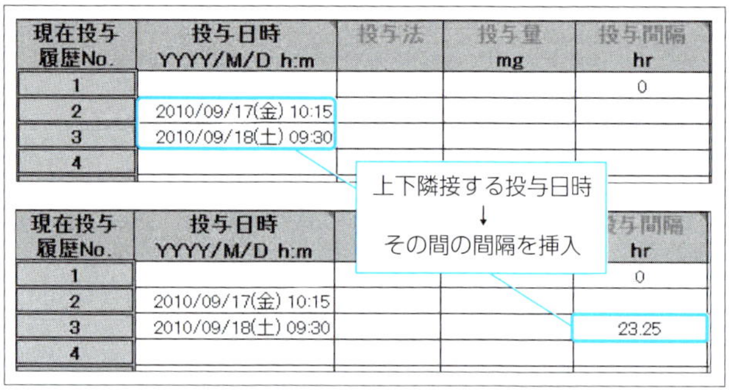

図16 ［間隔挿入］の使用例：実行前（上），後（下）

2.3.3.3 採血履歴

入力画面の右側上部にあたり，採血履歴を入力します。必須入力項目は投与回数，投与後時間，実測値です。

表3 採血履歴 項目説明

投与回数	その採血が，何回目の投与後に行われたかを入力します。
投与後時間	投与から何時間で採血が行われたかを入力します。
実測値	解析対象薬物の濃度測定値を入力します。
経過日数*	初回投与からの経過日数を表示（ベイズ推定時に使用）します。
計算値*	ベイズ推定にて得られた患者パラメータにより計算された薬物推定血中濃度を表示します。
差（実測-計算）*	実測値と計算値の差を表示します。

＊入力不要，ベイズ推定後に表示されます。

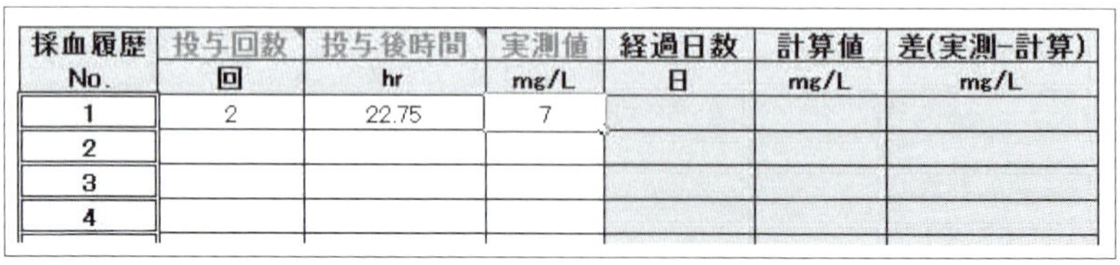

図17 採血履歴の入力が完了した状態

過去投与履歴・直前濃度，投与履歴，採血履歴を入力し終えたところで，［入力完了 戻る］ボタンを押しTOP画面に戻ります。この際，自動的に入力データの確認を行います（2.3.3.7 入力データの自動チェック；p.35参照）。

2.3.3.4 投与後時間計算ツール，経過時間確認ツール

スケジュール入力画面の日付入力補助欄の［日時計算］ボタンを押すと，日時計算フォームが出現します。この日時計算フォームでは，「2つの日時間の時間計算」，および「基準日時と経過時間を入力し，経過後の日時を計算」という2種類の日時計算が可能です。

〈投与後時間計算ツール〉

2つの日時間の時間を計算する時に用います。投与日時と採血日時から，採血の投与後時間を算出することを想定しています。投与履歴のうち採血のある投与No.の，投与日時が入力されたセルを選択し，フォームを起動します。「日付⇔日付」のタブが選択されており，上段に選択した投与日時が挿入されています。そして，下段に採血日時を入力し［計算］ボタンを押すと投与後の経過時間が表示されます。これを採血履歴の投与後時間に入力します。症例の投与No.2の後に行われた採血（9/18 9:00）の投与後の経過時間は以下のように算出されます。

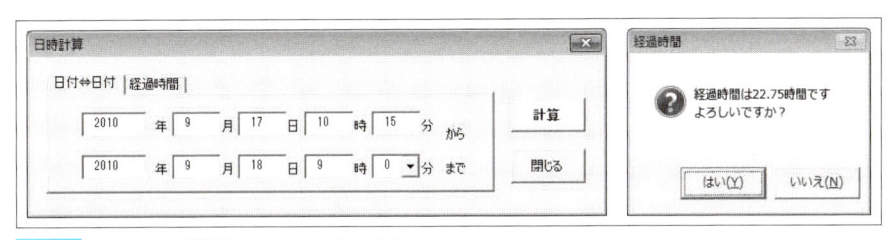

図18 投与後時間計算ツールの使用例

〈経過時間確認ツール〉

フォームの「経過時間」のタブを選択すると，基準日時と経過時間を入力し，経過後日時を算出できます。

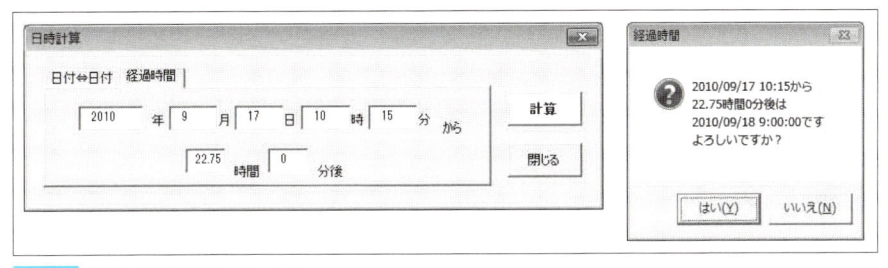

図19 経過時間計算の使用例

2.3.3.5　投与履歴・採血履歴入力補助ツール

初心者の入力サポートを目的として，スケジュールの投与履歴・採血履歴の入力補助ツールを用意しています。フォーム（図20）は，現在投与履歴No.または採血履歴No.の数値の入ったセル部分をダブルクリックすると起動します。

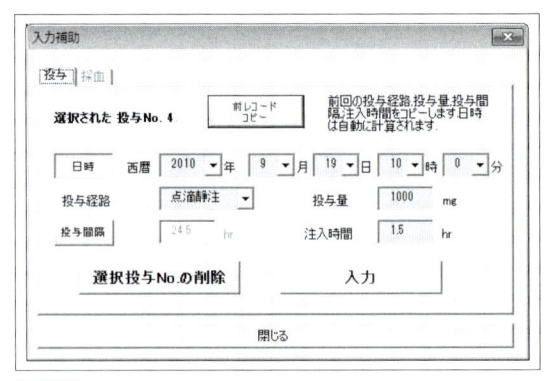

図20 投与履歴入力補助フォーム

〈現在投与履歴での利用〉

　投与履歴のうち，投与日時がわかっている場合には［日時］ボタンを選択し，その日時をプルダウンメニューより選択します．投与間隔がわかっている場合には，［投与間隔］ボタンを選択し，今回投与と前回投与の間隔を入力します．そのほかの項目を入力し［入力］ボタンを押すと，現在投与履歴欄に反映されます．

　投与内容が同じ，または一部のみ異なる場合には，［前レコード コピー］ボタンを押すことにより，1つ前の投与履歴内容をコピーする方法も可能です．

　［選択投与No.の削除］ボタンを押すと，該当のレコードが削除され，次の投与が繰り上げられるため，投与日時と投与間隔を改めて確認する必要があります．

〈採血履歴での利用〉

　採血履歴のセルへの入力項目を，フォームを使用して入力できます（図21）．

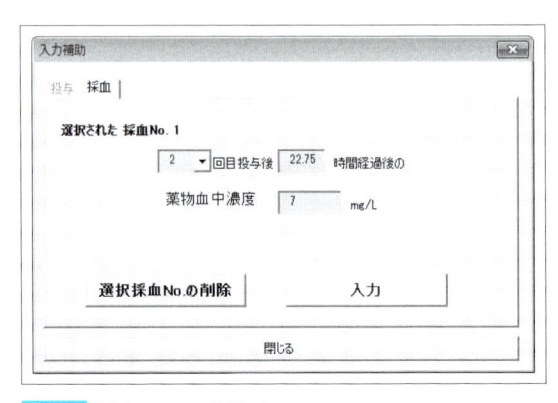

図21 採血履歴入力補助フォーム

　なお，前述の入力法に慣れれば，これらのフォームを使用する必要はありません．

2.3.3.6 周期的投与の入力

　周期的投与とは，例えば「定投与量・間隔：経口投与100 mg 12時間ごと10周期（10回分）」や，「不定投与量・間隔：経口投与200mg（8:00），400mg（19:00）5周期（10回分）」というような投与内容を示しています。投与No.が書かれたセルを右クリックして起動する周期的投与の入力フォームを利用し，1周期あたりの投与詳細（1～5回の投与に対応），周期的投与を入力開始する投与No.，その周期的投与が前回投与の何時間後から開始されたか，入力したい周期数を入力することで，投与履歴に自動的に周期的投与を入力します。

　なお，同様の入力を，投与履歴の複数セルを選択し［Ctrl］＋ドラッグ＆ドロップ操作により入力することも可能です。

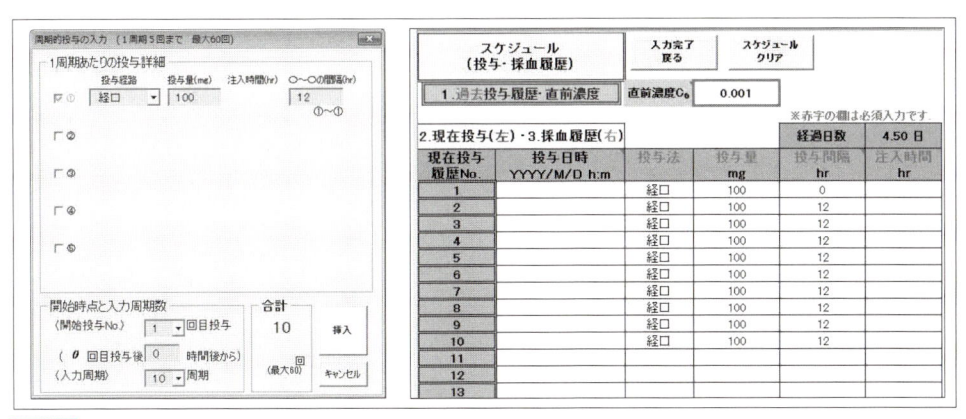

図22　周期的投与入力の使用例（定投与量・間隔）経口投与100 mg
　　　　12時間ごと10周期（10回分）入力

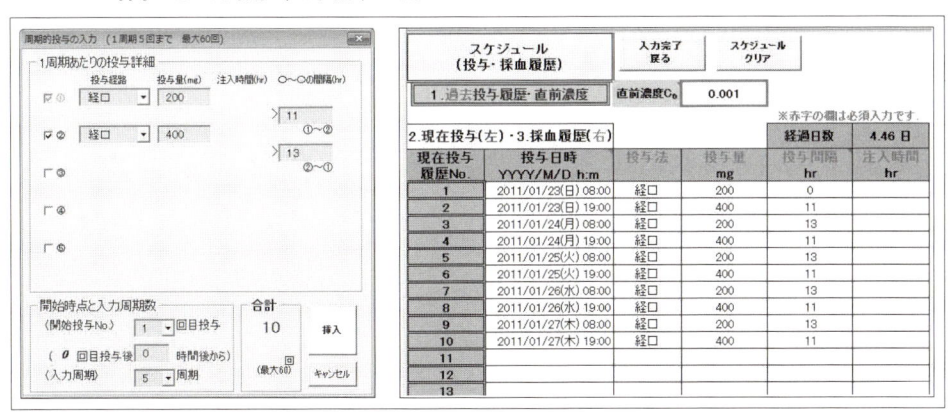

図23　周期的投与入力の使用例（不定投与量・間隔）経口投与　200mg（8:00），
　　　　400mg（19:00）5周期（10回分）入力　確認のために日時を挿入

2.3.3.7 入力データの自動チェック

　直接入力作業には関係ありませんが，OptjpWinSのデータ自動チェック機能について紹介します。スケジュール入力完了後，［入力完了 戻る］ボタンによりTOP画面に戻りますが，この時，入力内容の異常や時間的な矛盾があった場合は操作者に知らせるようにプログラムしています。後述す

る投与設計の画面で，［図・測定値 更新］を行う場合にも，同様のチェックが行われます。チェック内容は以下のとおりです。

1）直前濃度の入力の有無
2）（投与履歴）各投与No.の投与法，投与量，投与間隔，注入時間（点滴静注を選択時のみ）の入力の有無
3）（採血履歴）各採血履歴No.の投与回数，投与後時間，採血回数の入力の有無
4）採血履歴・投与回数と投与履歴・総投与回数の整合性
5）採血履歴・投与後時間と投与履歴・投与間隔の整合性

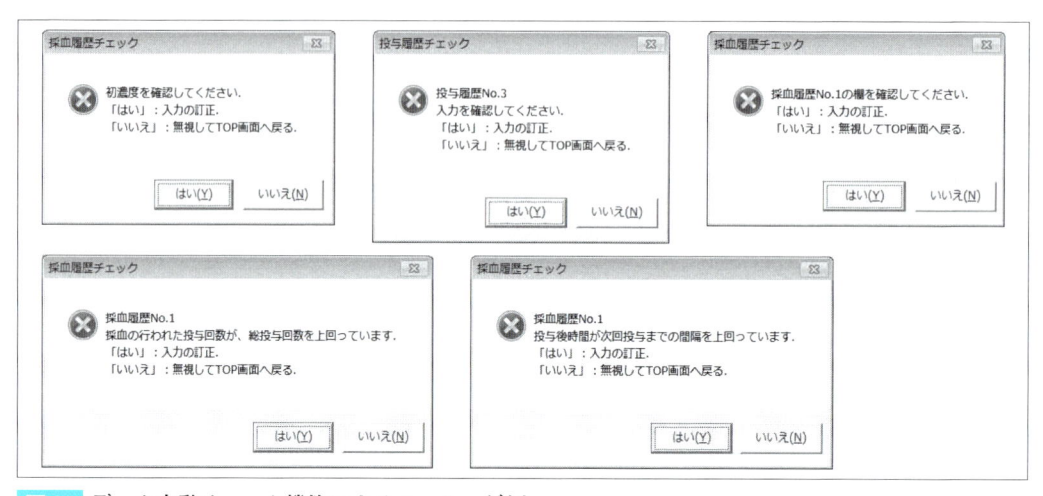

図24 データ自動チェック機能によるメッセージ例

2.3.4 ベイズ推定

TOP画面の［4.ベイズ推定］ボタンを押すことでベイズ推定が実行され，同時に入力されているスケジュールをもとに薬物血中濃度の推移グラフを描画します。ベイズ推定が完了すると，推定結果とグラフが記載されたパラメータ要約画面に移行します。また，ベイズ推定を実行すると，患者PKパラメータが変更されていると見なし，投与設計の投与履歴と採血履歴の入力内容は削除されます。

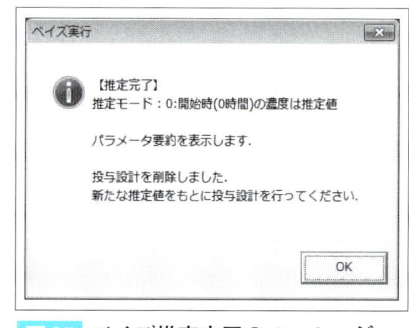

図25 ベイズ推定完了のメッセージ

〈推定モード〉

OptjpWinSでは，ベイズ推定実行時に推定モードの選択が可能です．旧ソフトウェアと同様に，TOP画面に表示されているOPTIMIZATION MODEに依存します．モードの選択はTOP画面中央のプルダウンメニューより0，1，2から選択します．

OPTIMIZATION MODEの種類

0：開始時（0時間）の濃度は推定値（既定）

PPKモデルを用いたベイジアン法（ベイズ推定）により，患者PKパラメータを推定します．C.C. Peakが提唱した誤差モデル．開始時点濃度の変動係数（CV%）を70％と設定し，ある時点の測定値の変動係数は，初回測定値との間隔t時間および測定値のCV%の設定値15％から15×1.01^t％の計算式で推計します．図26に示すように，新しい測定データほどCV%が小さく，古いほどCV%が大きくなります．このため，目的関数の中での測定値の重みは新しい測定値ほど重くなります．

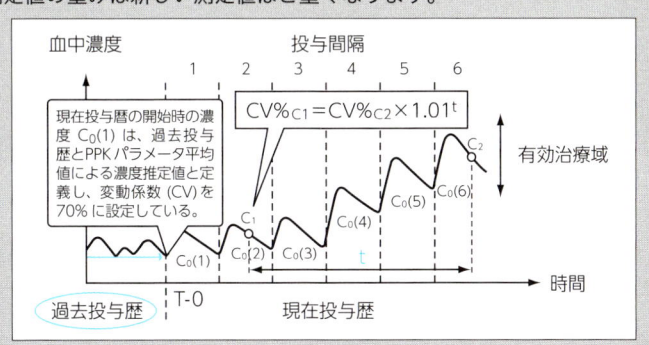

図26 ベイジアン法　開始時の濃度は推定値

1：開始時（0時間）の濃度は推定値または実測値

PPKモデルを用いたベイジアン法（ベイズ推定）により，患者PKパラメータを推定します．開始時（0時間）の濃度を母集団薬物動態モデルと過去投与履歴から推定しそれを実測値と同じ重みで扱う場合と，開始時（0時間）に実測値を使用する場合を想定しています．薬物血中濃度の変動係数はすべて同一（図27では，CV%$_{C0(1)}$＝CV%$_{C1}$＝CV%$_{C2}$）と仮定しています．

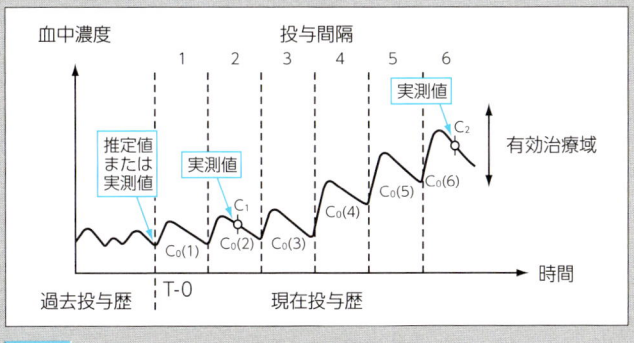

図27 ベイジアン法　開始時の濃度は実測値

2：通常最小二乗法を用いる

　測定値のみから通常最小二乗法により患者PKパラメータを推定します。熱傷患者のように薬物動態の変動の大きい患者の場合，消失相において複数の測定値を得て通常最小二乗法を用いて患者PKの推定と投与設計を行うことが適当な場合があります。このモードでは，薬物血中濃度の変動係数はすべて同一（図28では，CV%$_{C1}$=CV%$_{C2}$=CV%$_{C3}$）と仮定しています。

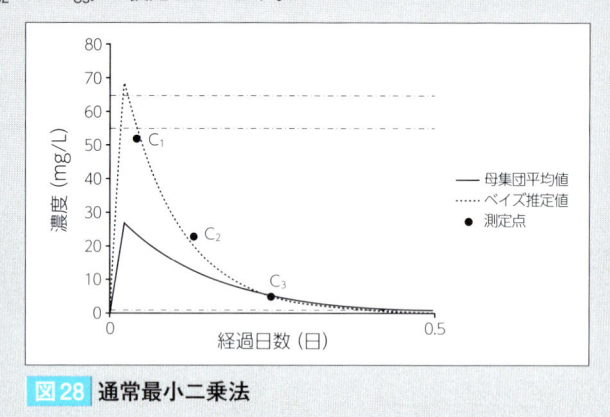

図28 通常最小二乗法

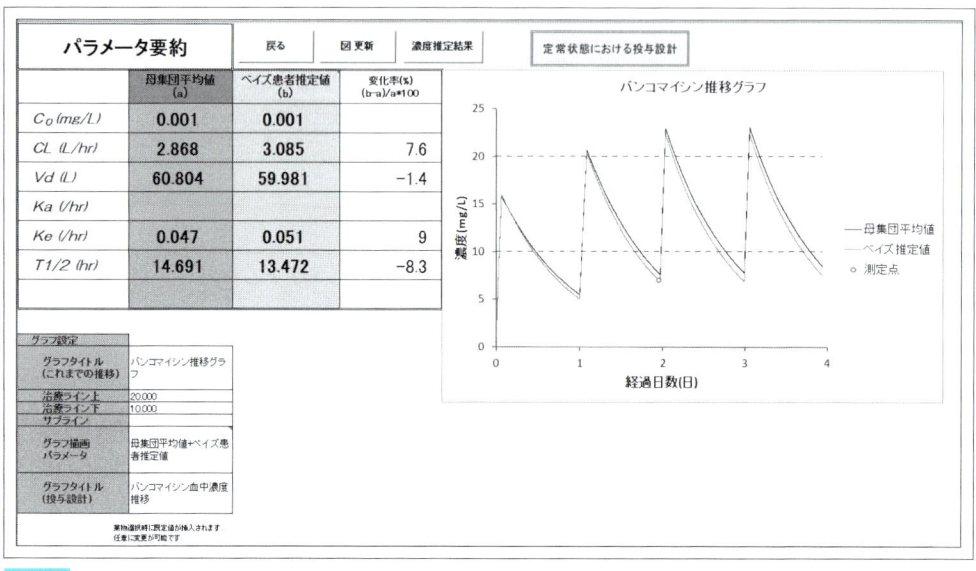

2.3.5　パラメータ要約

　パラメータ要約画面では，母集団平均値とベイズ患者推定値のPKパラメータの表およびそれぞれを用いて描画した推移グラフを表示します。推移グラフは，推定結果の下部に設けられたグラフ設定欄にてグラフタイトル（これまでの推移，投与設計），治療域の上，下，補助（サブ）ライン，グラフ描画に使用するパラメータの設定が可能です。なお，現在投与履歴に経口・筋注投与がない場合にはPKパラメータのうちKa（吸収速度定数）は表示しません。

パラメータ要約	母集団平均値 (a)	ベイズ患者推定値 (b)	変化率(%) (b-a)/a*100
C$_0$ (mg/L)	0.001	0.001	
CL (L/hr)	2.868	3.085	7.6
Vd (L)	60.804	59.981	-1.4
Ka (/hr)			
Ke (/hr)	0.047	0.051	9
T1/2 (hr)	14.691	13.472	-8.3

図29 パラメータ要約画面

薬物濃度の実測値，ベイズ患者推定値による計算値，差（実測－計算）は，パラメータ要約画面上部の［濃度推定結果］ボタンを押すことで，スケジュール画面の採血履歴に移行し，確認できます。

図30 スケジュール画面の濃度計算結果挿入後

〈定常状態投与設計〉

定常状態の投与設計を検討できます。パラメータ要約画面右上の［定常状態における投与設計］ボタンを押すことで定常状態における投与設計のフォームが表示されます（図31）。投与設計は，ベイズ患者推定値と母集団平均値を用いて行うことが可能です。投与経路をプルダウンメニューより選択することで投与経路に応じた入力欄が出現し，上から下に順番に数値を入力します。点滴静注（短時間）では，推定Cmax, Cmin値のほかに注入開始後1hr値（アミノグリコシドの臨床的ピーク値；Cpeak），注入終了後1hr値と2hr値（バンコマイシンの臨床的ピーク値）も確認できます。

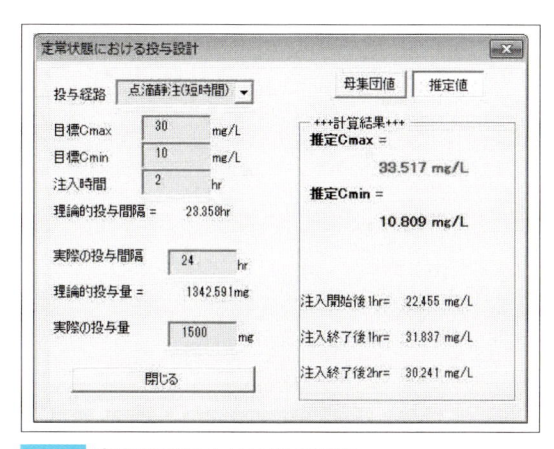

図31 定常状態における投与設計

2.3.6 投与設計

将来の投与法（投与計画案）の薬物血中濃度推移およびPK-PDパラメータをシミュレーションします。入力方法はスケジュール入力と同様です。投与履歴の最初（No.1）から手入力することもできますが，画面上部の［履歴の複写］ボタンを選択して現在までの投与，採血履歴を複写し，続きから将来の投与法を入力することも可能です。

投与履歴欄と採血／予測欄のデータに基づきグラフの描画と測定値のプロットを行いますが，任

意時点の血中濃度を予測する場合には測定値の入力をせず空欄としてください。入力完了後，中央の［図・測定値更新］ボタンを選択することによって薬物血中濃度時間推移グラフが描画され，任意時点の濃度が計算されます。なお，グラフ描画および濃度計算に用いるPKパラメータには，画面中央の使用パラメータの欄からオプションボタンにより，ベイズ推定値，母集団値（母集団平均値），そのほかの値を選択して描画・計算することができます。

図32 投与設計入力例（履歴を複写後，点滴静注，1,500mg 2時間注入を1日1回 14回まで投与）

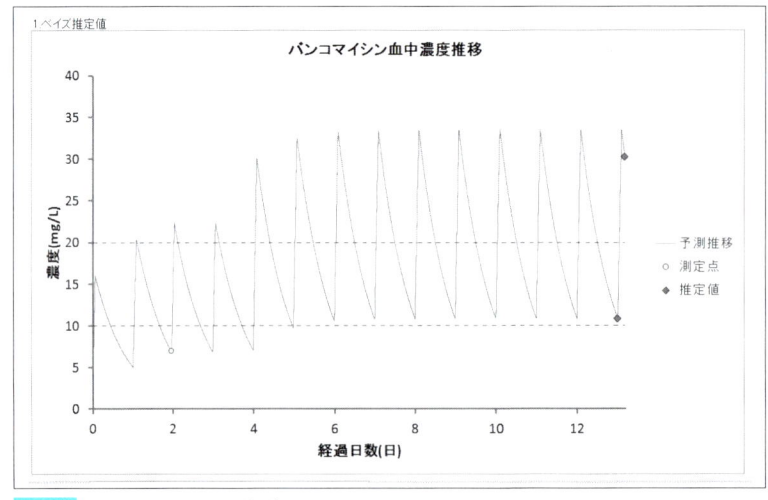

図33 血中濃度予測推移グラフ

〈予測オプション機能〉

予測オプション機能は，シミュレーションの際に指標となるPK-PDパラメータを算出する機能を備えています。利用できる操作は表4のとおりです。

2-3 OptjpWinSによる患者データ解析機能と操作法

表4 予測オプション機能一覧

任意時点予測	任意時点の薬物血中濃度予測フォームを利用し入力を補助します。 投与回数，投与後時間を入力すると，投与設計シートの採血履歴欄にそれぞれ追加され，［図・測定値更新］ボタンを押すことにより任意時点における計算値が挿入されます。
Cmax/Cmin検索	Cmax/Cmin検索フォームを利用し，指定区間内でCmaxおよびCminを検索・表示します。グラフの有無により動作が異なり，グラフ描画後であれば，Cmax/Cminのグラフへの出力も可能です。
AUC算出	AUC算出フォームを利用し，指定区間内でAUCを算出・表示します。また，24h-AUC/MICの算出も可能です。AUC算出の際の区間指定の方法は，求めたい区間に対して，検索開始の投与回数，投与後時間と，その時点から検索終了までの時間を入力します。検索開始の投与から検索終了時間までに任意の回数の投与が行われる場合でも，自動的に投与履歴に基づき算出します。
%T＞MIC	% time above MICを計算します。%T＞MIC算出フォームを利用し，指定区間内において指定したMICを超えている時間の累積値の割合を算出・表示します。

　バンコマイシンの効果と関係するPK-PDパラメータは，24時間のAUC値をMIC値で除した値（24h-AUC/MIC）であり，24h-AUC/MIC≧400で臨床および細菌学的効果が期待できるとされています（日本化学療法学会・日本TDM学会：抗菌薬TDMガイドライン，2012年[*1]）。この値は，AUC算出フォームにおいて，24時間のAUCを算出し（図34），続いて細菌のMIC値が判明している場合には，MIC値を入力することで算出されます（図35）。

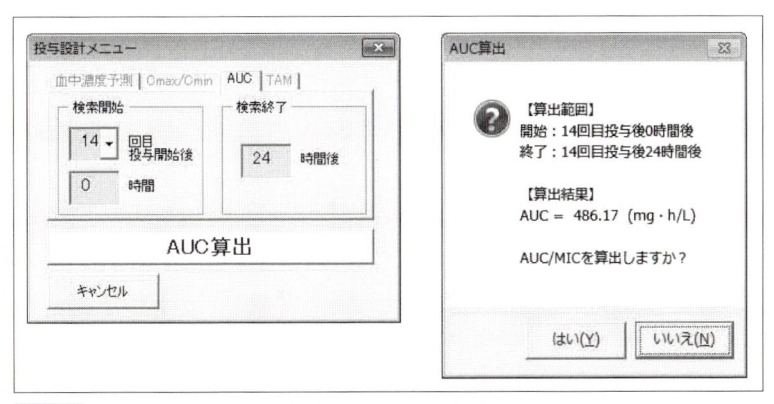

図34 AUC算出フォーム（左），結果表示（右）

[*1] http://www.chemotherapy.or.jp/guideline/tdm_executive-summary.pdf（2015年4月20日確認）

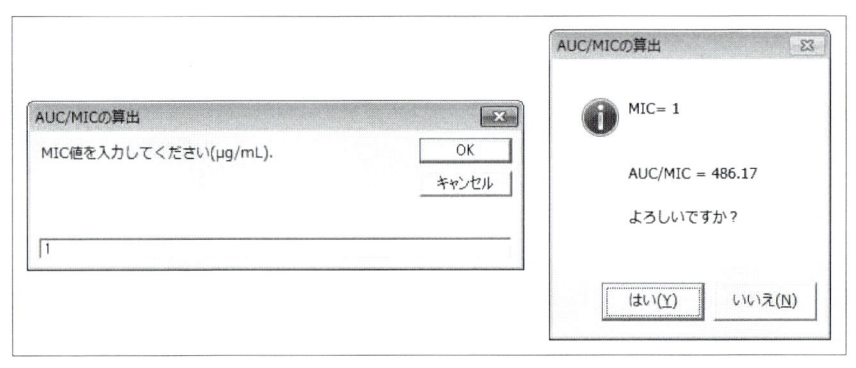

図35 MIC値入力(左),AUC/MIC算出(右)

本投与法の24h-AUC/MICは,400を上回るため,効果が期待できると考えられます。

〈ペイント(イメージ編集ソフトウェア)の起動〉

推移グラフ下の[ペイント起動]ボタンを押すことで,Windows PC標準アプリケーションであるペイントが起動し,起動後にキーボードの[Ctrl]+[V]キーを押すことでグラフが貼り付けられ,投与方法,推定値などの任意の書き込みを行うことができます。

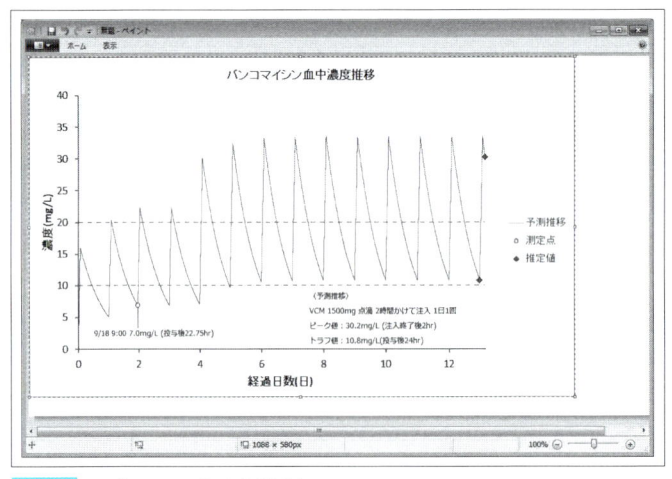

図36 ペイントによる編集例

2-4 その他

その他のOptjpWinSの機能を説明します。

2.4.1 患者データファイルの保存・読み込み

　OptjpWinSでは任意の時点でTOP画面の［SAVE］ボタンより患者データファイルの保存を行う必要があります。入力項目は一通り保存されますが，グラフは患者データファイル読み込み後に再描画できるため保存していません。

　患者データファイルの読み込みは，TOP画面の［LOAD］ボタンより行います。グラフの再描画はパラメータ要約画面の［図 更新］ボタンまたは投与設計画面の［図・測定値 更新］ボタンにより実行されます。

　患者データファイルの保存ファイル形式はCSV（Comma Separated Values：データをカンマ区切りで保存する形式）形式のテキストファイルです。データサイズが小さくすみますが，テキストファイルであるため，ファイル自体にパスワードを設定することができません。このためファイルを開くと患者名などの個人情報が見えてしまうことに注意しなければなりません。患者名の入力の際には，患者データファイルを保存するフォルダへのアクセス制限など，個人情報保護に万全を期す必要があります。

2.4.2 コメント機能

　Excel®のコメント挿入機能により，コメントが挿入されているセル（セル右上隅の赤い三角形が表示）にマウスを重ねることで入力法の説明などを表示させることができます。

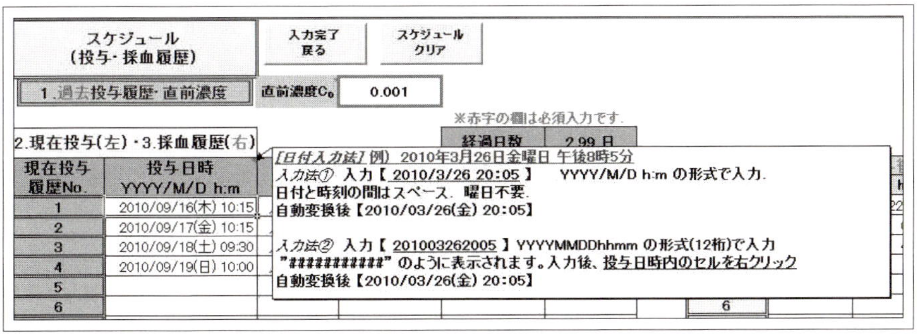

図37　コメント表示例

2.4.3 環境設定

TOP画面の［環境設定］ボタンを選択すると，環境設定画面が表示されます。環境設定で操作可能な設定およびそのほかの操作の一覧を表5に示します。

表5 環境設定項目一覧

1.診療科設定	患者情報入力の際に，選択できる診療科を登録します。ソフトウェア使用施設ごとに設定可能です。入力は上から順に詰めて記入してください。
2.グラフ設定	グラフについて次のような詳細設定を行います。 ・母集団，ベイズ推定値によるグラフ線および各治療ラインの色，種類，太さ ・測定値，推定値，Cmax/Cminグラフ点のスタイル（形状），大きさ，背景色，輪郭色 ・凡例表示の有無，フォントサイズ，位置 ・軸の太さ，色 ・軸ラベルのフォントサイズ （色を指定する際の参考にColorIndexデモ機能を設けています）
3.患者ファイル保存フォルダ設定	SAVE/LOAD時にはじめに参照するフォルダを設定します。 指定フォルダに最初にアクセスすることができ，保存，読み込み作業時間の短縮につながります。
4.患者データ一覧作成	「3.患者ファイル保存フォルダ設定」で指定したフォルダ内の患者データファイルの項目一覧（ファイル名，患者名，解析薬物，年齢，性別，診療科など）をExcel®の表として出力します。集計などに利用できます。同時に，エラーの可能性がある患者データファイルに印をつけ，エラーファイル発見に役立てます。
5.使用施設（場所）表示設定	TOP画面に表示する施設名や部署，場所などを任意に設定できます。
6.使用許諾表示	使用許諾条件を表示します。

2.4.4 操作画面表示の大きさ

操作者の使用する操作画面の大きさに適切に設定できるよう，ウインドウサイズに合わせて表示倍率を調節できる機能を設けています。TOP画面，患者情報入力，スケジュール入力，パラメータ要約，投与設計の各画面のタイトル部（図38左図の○で示した箇所）に対し，マウスなどの右クリック動作で表示倍率を75%→100%→125%→150%→75%→……と変更し，ダブルクリック動作では，開いているウインドウの大きさに合わせた表示倍率に設定します。また，各画面からTOP画面に戻る際に，画面の表示倍率を記憶するため，表示倍率の設定を保持することができます。なお，一部画面ではダブルクリック時の動作がこれと異なる場合がありますが，不具合ではありません。

2-4 その他

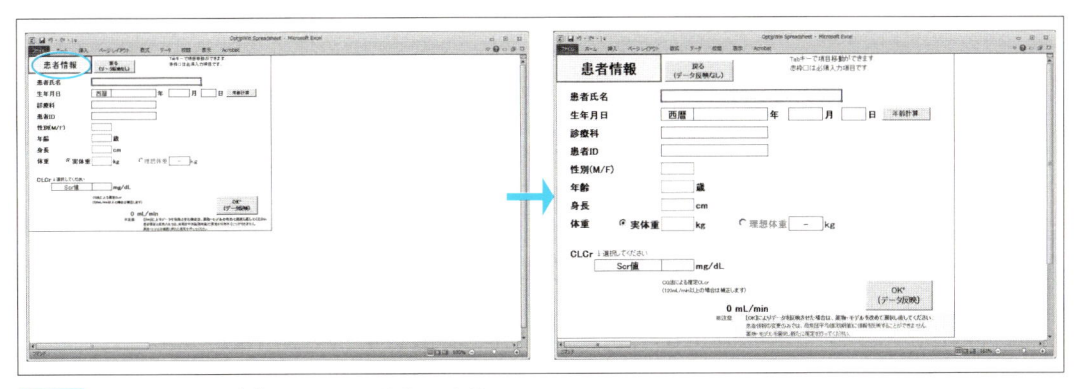

図38 タイトル部分ダブルクリック前後の比較

2.4.5 初期投与設計

　初期投与設計は，TDM対象薬を初めて使用する患者に対し，患者情報から算出された母集団平均値を使用して投与設計を行うことを指しています。患者情報を入力，薬物および該当モデルを選択し，スケジュール入力とベイズ推定は行いません。パラメータ要約画面で母集団平均値を用いた定常状態における投与設計を行い，さらに投与設計画面で入力欄に予定する投与法を入力して予測濃度推移のグラフ描画・予測濃度表示を行うことも可能です。

〈初期投与設計の手順〉
①患者情報入力
　　通常の症例解析の時と同様に，患者情報を入力します。

図39 患者情報の入力例

45

②薬物・モデル選択，母集団平均値の挿入

投与する薬物と，PPKモデルの選択を選択します。患者情報と選択したPPKモデルより母集団平均値が算出・更新され，パラメータ要約画面に表示されます。

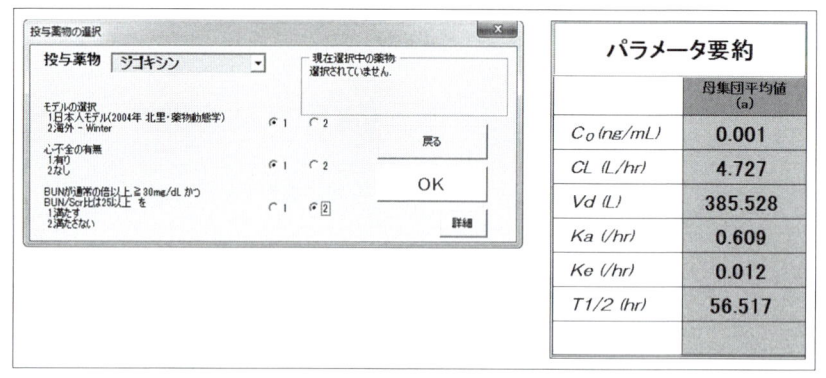

図40 薬物・モデルの選択と母集団平均値挿入

③母集団平均値を使用した定常状態投与設計

②の母集団平均値が挿入された状態で，［定常状態における投与設計］ボタンを押します。目標とする血中濃度になるよう投与方法を変更して検討します。

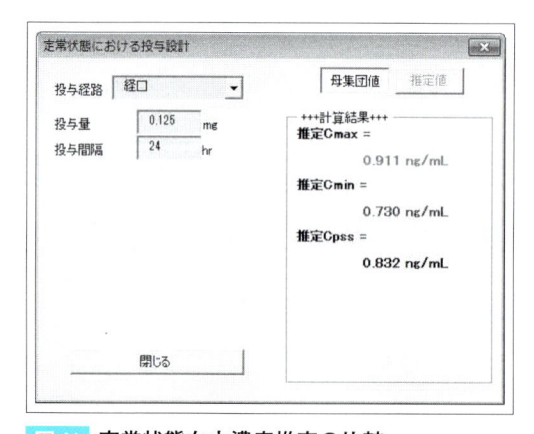

図41 定常状態血中濃度推定の比較

④投与設計シートを利用し，投与法の検討

③までの手順において，定常状態血中濃度推定は完了していますが，想定する投与をした場合の濃度推移を確認したい場合には，投与設計シートに入力し，シミュレーショングラフを描画します。予測オプション機能によるCmax/Cmin検索や，PK-PDパラメータ算出も可能です。

図42 想定する投与の入力

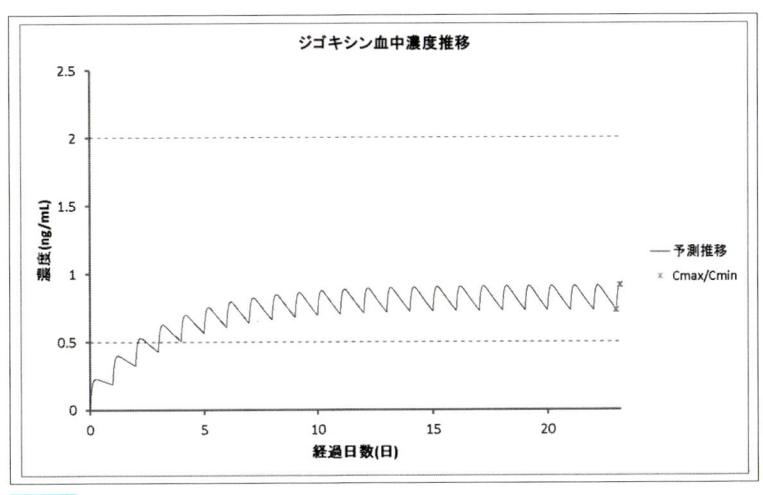

図43 シミュレーショングラフ描画

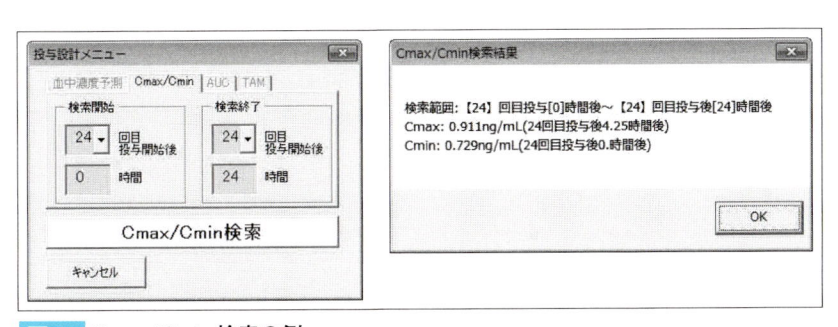

図44 Cmax/Cmin検索の例

第2章　OptjpWinSの機能と操作法

2-5　旧ソフトウェアファイルの変換について

　本節は，第1～第3世代の旧ソフトウェアのデータファイルがあるユーザーにのみ関係します。
　OPT日本語版（第1世代），OPTJP（第2世代）で作成したデータファイルがあるユーザーは，OptjpWin（第3世代）でデータファイルを読み込み，上書き保存します。この作業により，OptjpWin（第3世代）のデータファイルに変換されます。
　OptjpWin（第3世代）のデータファイルの変換方法について説明します。第1章1.1.4節で述べたように，OptjpWinSは，OptjpWin（第3世代）の患者データファイル（.DAT形式）を直接読み込むことはできません。添付したCDの「ファイル変換」フォルダにある「FileFormatConverter.exe」（.DAT形式のファイルのデータを順番にCSV形式のファイルに書き込むプログラム）と「DataFormatConverter.xls」（OptjpWinSで読み込めるようにデータの位置を変換するプログラム）を用います。変換方法は以下のとおりです。

〈変換方法〉
①データファイルの破損が起きた場合に備えて，必ずバックアップをとってください。
②変換したいOptjpWinデータファイルを新たに作成したフォルダ内にコピーします。また同一フォルダ内に「FileFormatConverter.exe」を移動します。ここでは，testという名前のフォルダを作成して，動作を説明します。ただし，「new.dat」（薬物データの一時保存用ファイル）はフォルダにコピーするとエラーが発生しますので，コピーしないでください。

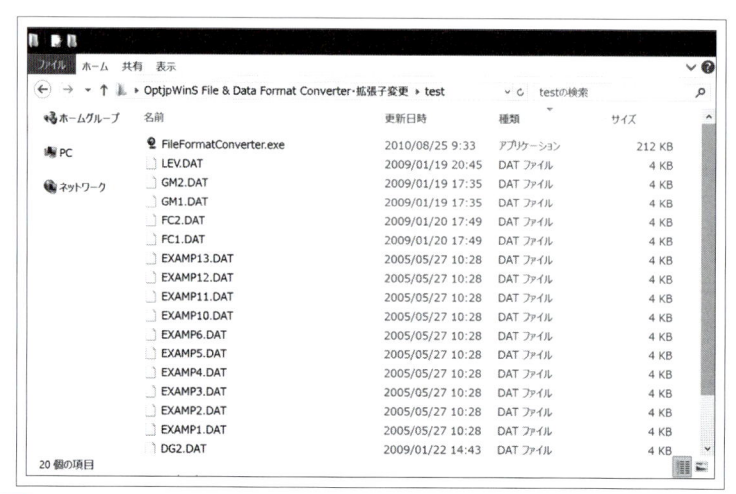

図45　OptjpWinデータファイルおよびFileFormatConverter.exe移動後のフォルダ

2-5 旧ソフトウェアファイルの変換について

③「FileFormatConverter.exe」を起動後，キーボードの［Y］キーを押して変換を開始します。患者データを.DAT形式から.CSV形式に書き出します。生成したファイルを変換前CSVファイルと呼びます。元の.DATファイルと，変換前CSVファイルがtestフォルダに混在します。

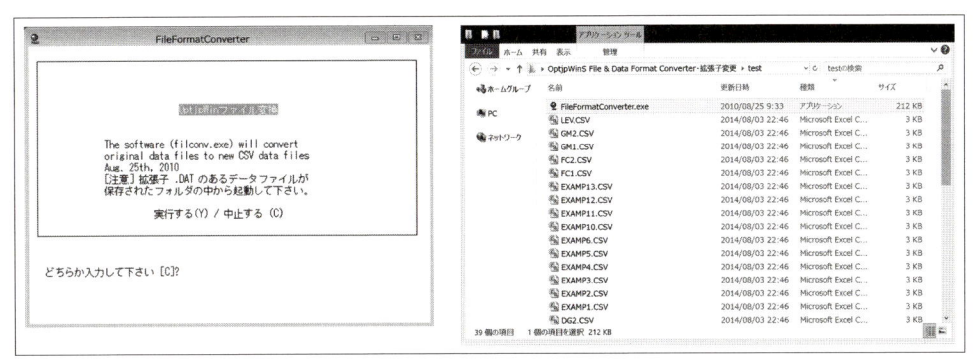

図46 FileFormatConverter.exe実行画面（左），実行後のtestフォルダ内（右）

④ OptjpWinSで読み込むことができる.CSV形式のファイル（変換後CSVファイル）を保存するフォルダを適当な名前で新規に作成します。ここでは，workという名前のフォルダを作成します。

⑤「DataFormatConverter.xls」を任意の場所で実行します。［変換前.CSVファイル参照先］ボタンを押し，②で作成したtestフォルダを指定します。続いて［変換後.CSVファイル保存先］ボタンを押し，④で作成したworkフォルダを設定します。

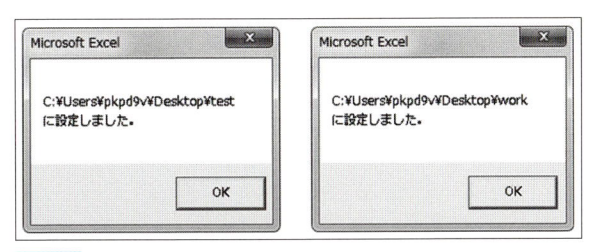

図47 各フォルダの指定

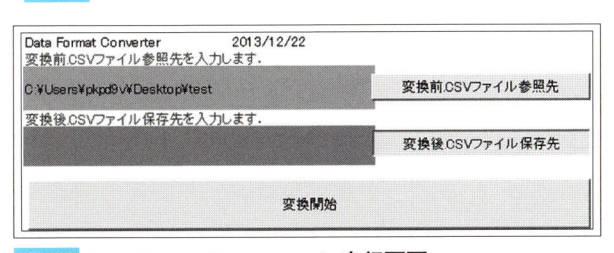

図48 DataFormatConverter.xls実行画面

⑥［変換開始］ボタンを押します。「X件（X：フォルダ内の.CSVファイルの数）のファイルが見つかりました。変換を開始します。」と表示されますので，OKボタンを押します。完了後，変換後.CSVファイルの保存先で設定したフォルダ内に，変換後CSVファイルが作成されます。

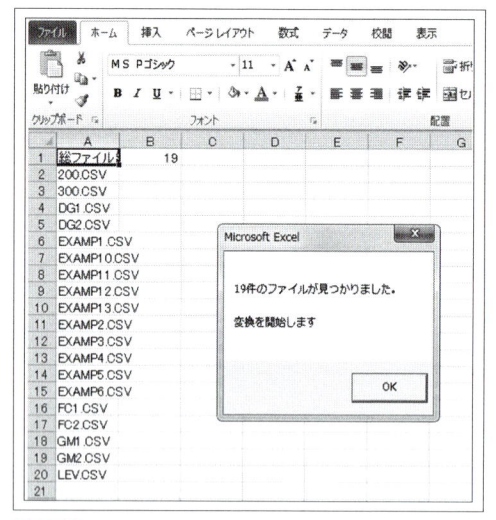

図49 DataFormatConverter.xls 実行中画面

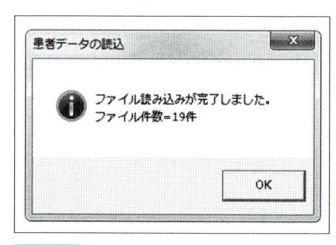

図50 変換完了画面

　第3世代の.DAT形式のデータファイルの仕様により，変換後CSVファイルは，血清クレアチニン値，PPKモデル，推定に使用したOPTIMIZATION MODEなど一部の情報がありません。このため，OptjpWinSのLOADボタンで読み込むと，OPTIMIZATION MODEに既定値の0が設定されるため，ほかのモード（1または2）で解析したケースでは，再びベイズ推定を行った場合に推定結果が異なることがあります。

小括

　本章では，TDMのさまざまな場面を想定して開発したOptjpWinSの機能と操作法について具体的に説明しました。また，OptjpWinSのファイル形式に旧ソフトウェアのOPT日本語版，OPTJPおよびOptjpWinの患者データファイルを変換する方法を説明しました。
　次章では，TDM実施症例を紹介し，OptjpWinSの臨床活用のポイントを解説します。

（西村 宏平）

第 3 章
応用編：症例解析

3-❶ バンコマイシンからアルベカシンに変更した TDM実施症例

本症例のポイント

- バンコマイシンに対するMRSAの最小発育阻止濃度（MIC）が2μg/mLの時，目標24h-AUC/MICを達成できず，治療効果が不十分となることがある。
- アルベカシンは，トラフ値が2μg/mL以上のとき，腎機能障害が高い頻度でみられるため投与間隔をあける必要がある。
- アルベカシンは，臨床的ピーク値（20〜30分注入の場合，注入開始から1時間値）がMICの8倍以上となるように投与する。

<患者>
72歳，男性，身長：169 cm，体重：58.3 kg

<現病歴>
　2013年6月初旬，腹痛症状が始まり近医を受診した。貧血を指摘され，胃カメラ，腸の検査を勧められた。その後，腹痛が増強し当院を受診した。大腸鏡，CTの結果より大腸がんによる腸閉塞の疑いで入院となった。

　7月7日に手術を施行し，11日に胃管を抜去。13日より発熱38℃台。16日よりスパイク状発熱がみられた。

　7月19日，中心静脈栄養（IVH）カテーテル感染を疑いカテーテルを抜去，スパイク状の発熱で39〜37℃台後半が持続し，22日は日中の血圧（BP）が60 mmHg台に低下した。敗血症ショック寸前と思われたためドレナージを施行し，メロペネム注0.5g×3を開始した。27日，肺は両側クリアー，メロペネム注0.5g×4に増量し，28日，胃管抜去。

　7月30日に7月28日の細菌培養検査結果が報告され，胃管よりMRSA 2+ が検出され，バンコマイシン（VCM）に対するMICは2.0μg/mLであった。同日夜より，VCM 1,000 mg（1.5h DIV）×2　12hごと（10：00　22：00）投与を開始した。

　8月2日，VCMのTDMを実施したところ，投与直前値は11.2μg/mLであった。同日の血中尿素窒素（BUN）は21.0 mg/dL，血清クレアチニン値（Scr）は0.5 mg/dLであった。医師は，VCMのトラフ値が治療域下限付近のため増量の余地はあるもののBUNとScrの変動がみられたため，本投与法による経過観察が適当と判断した。

設問1　8月2日のVCMのTDMの結果を解釈しなさい。

ヒント　目標PK-PD指標：腎毒性は，Ctrough（最低濃度）≧20 μg/mLで増加し，24h-AUC/MIC ≧400の時効果が得られます。代替指標として，Ctrough 10～20 μg/mLが用いられます（条件：MIC＜2 μg/mL）。

1. 患者情報入力

患者データとして，男性（M），72歳，169 cm，58.3 kg，血清クレアチニン値（Scr）0.5 mg/dLを入力します。

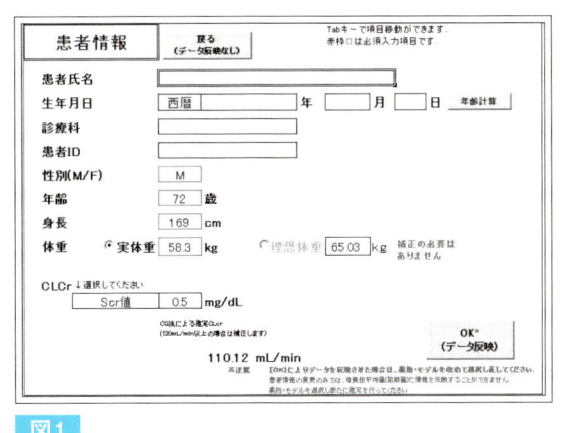

図1

2. 薬物・モデルの選択

バンコマイシン，北里（1），大島（1）のモデルを選択しOKボタンを押します。

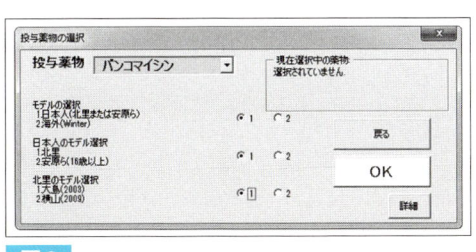

図2

薬物モデルの選択のメッセージボックスでは，いいえ（N）を押します。

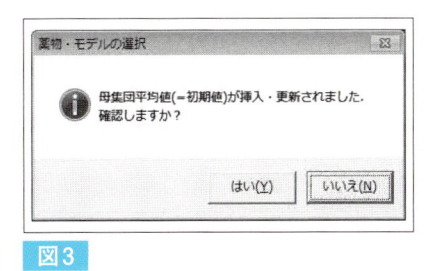

図3

第3章　応用編：症例解析

3.スケジュール入力

▶その1

投与開始日の年月日時分を続けて入力し（図4の1），Enterキーを押し（図4の2），マウスで右クリックすると（図4の3），日付と曜日と時刻が表示されます。1回目の投与法を2回目の投与法にコピーし，投与間隔を12（時間ごと）として6回目の投与法までコピーします。

図4

▶その2

シート中央の［日時挿入］ボタンを押すと，基準日の確認が表示されるので，［OK］をクリックします。

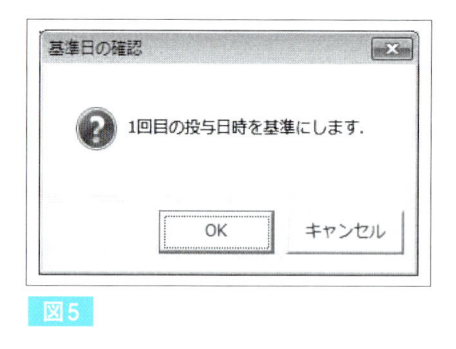

図5

この操作により6回目までの日付，曜日，時刻が表示されます。

図6

シート右側の採血履歴から投与回数，投与後時間，測定値を入れ，シート上部の［入力完了］ボタンを押します。

図7

医師は，投与継続を選択しましたが，その適切性についてPK-PDの観点から検討を行います。

4.ベイズ推定
▶その1

ベイズ実行のメッセージボックスが現れますので，[OK] ボタンを押します。

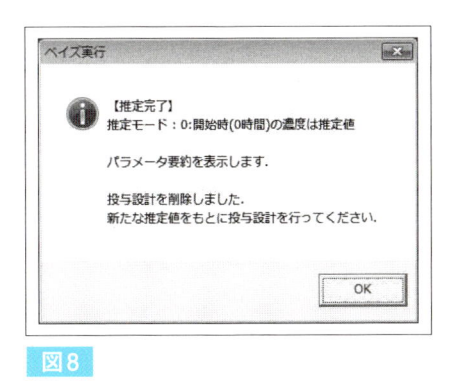

図8

▶その2

パラメータ要約画面で，表の左側の母集団平均値と右側のベイズ患者推定値がほとんど一致していることがわかります。両パラメータによる血中濃度時間曲線もよく一致していることを確認し，[定常状態における投与設計] ボタンをクリックします。

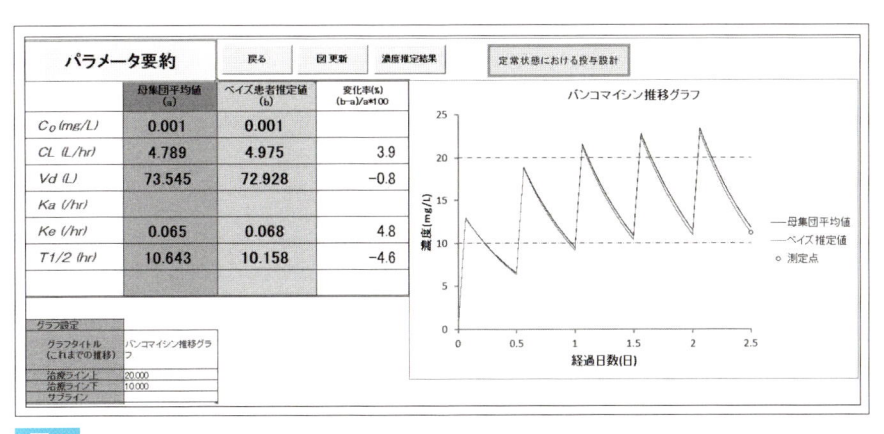

図9

第3章　応用編：症例解析

▶その3

トラフ値の治療域 10 ~ 20μg/mL の上限値となる投与量を計算すると，1,750mg（2時間注入）12時間ごと投与となります。［閉じる］ボタンをクリックし，［戻る］ボタンをクリックします。

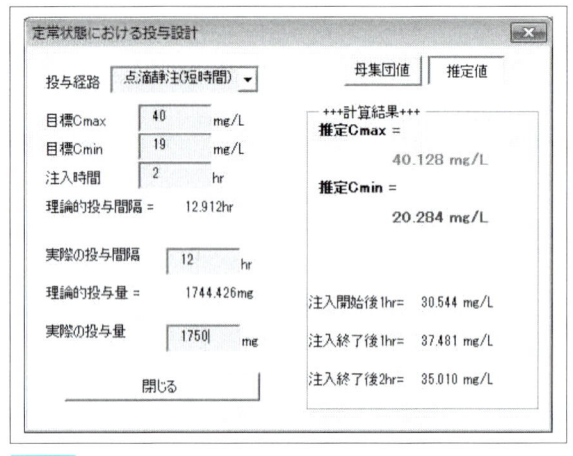

図10

6. 投与設計

▶その1

［履歴の複写］ボタンをクリックし，16回まで1,750 mg（2時間注入）12時間ごと投与を入力し，中央の日付挿入ボタン，［図・測定値 更新］ボタンをクリックします。

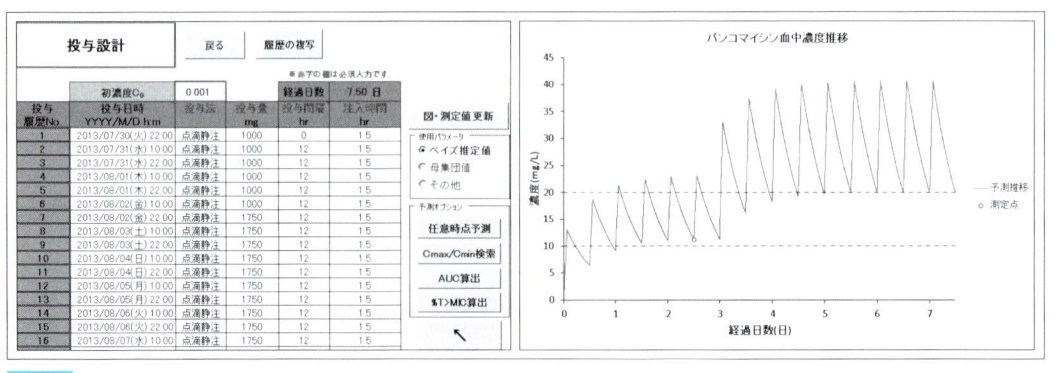

図11

▶その2

シート中央の［AUC算出］ボタンを押し，15回目の投与0時間から24時間のAUCを計算し，MICとの比を求めます。

図12

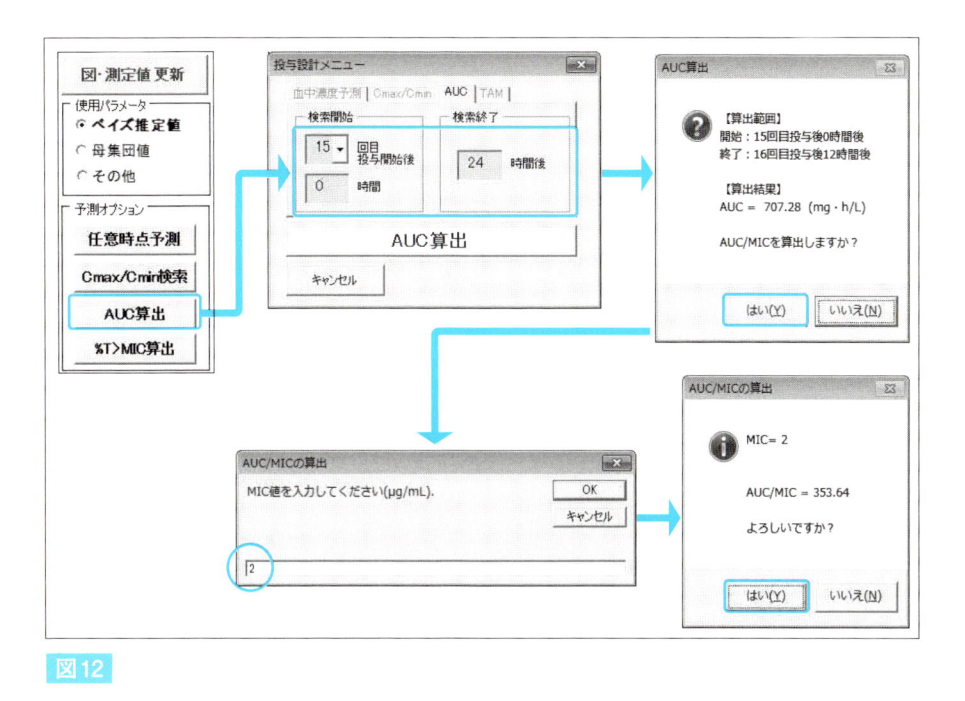

　現在効果が不十分で，24h-AUC/MICは，353.64と目標値400を下回ると予想されます。十分な効果が得られない可能性があるため，ほかの抗菌薬への変更の考慮が必要と考えられます。

　その後，スパイク状の発熱が持続したため，8月16日にVCM投与を中止し，同日朝からアルベカシン（ABK）硫酸塩 200mg（0.5時間 DIV）×2　12時間ごと（10：00，22：00）投与を開始しました。

＜ABK投与開始後の細菌培養検査結果＞
8月19日および20日 血培 MRSA　＋
8月19日 痰培 MRSA　3＋
いずれもABKに対するMIC≦1.0 μg/mL

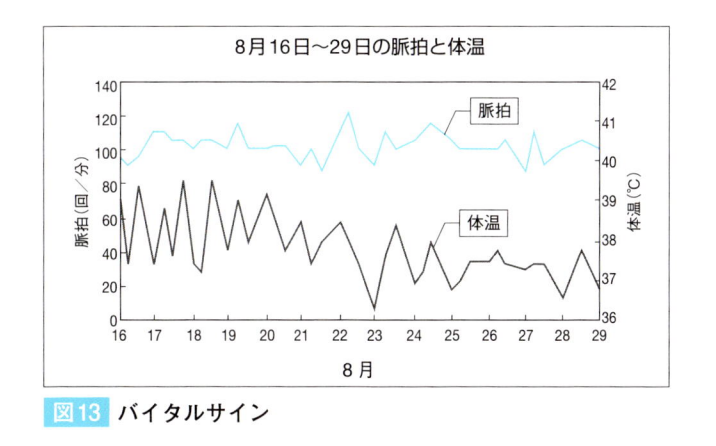

図13　バイタルサイン

表1 検査所見

検査項目名称	単位	基準値	8月15日	8月16日	8月19日	8月22日	8月24日	8月29日
総ビリルビン	mg/dL	0.2〜1.2	0.91	1.26	1.82	1.06	1	0.81
GOT	U/L	12〜33	49	116	54	33	21	18
GPT	U/L	5〜35	87	173	85	58	47	29
LDH	U/L	80〜200	134	190	192	216	162	156
ALP	U/L	130〜350	381	570	493	367	317	306
γ-GTP	U/L	10〜63	176	267	214	192	161	162
コリンエステラーゼ	IU/mL	3.4〜6.7	0.85	0.89	0.82	0.85	0.98	1.3
総タンパク	g/dL	6.7〜8.3	7	7.2	7.3	7.2	7.8	8.3
アルブミン	g/dL	3.8〜5.3	2.5	2.8	2.5	2.3	2.5	2.7
尿素窒素	mg/dL	8〜20	24.3	23.1	18.4	14.7	17.5	26.1
クレアチニン	mEq/L	0.5〜0.9	0.49	0.5	0.54	0.57	0.64	0.71
ナトリウム	mEq/L	137〜149	134	132	132	133	131	131
カリウム	mEq/L	3.6〜5.0	3.7	3.4	3	3.1	3.4	3.5
クロール	mEq/L	98〜110	98	94	92	91	88	89
CRP	mg/dL	≦0.3	9.79	9.98	11.4	8.66	6.94	2.03
白血球数	×10³/μL	3.6〜8.0	17.38	28.11	19.16	16.2	14.49	12.96
赤血球数	×10⁶/μL	3.8〜4.8	3.12	3.17	3.1	2.9	3.03	2.87
ヘモグロビン	g/dL	11〜15	9.1	9.3	9.1	8.3	8.9	8.4
ヘマトクリット	%	36〜46	28.4	28.2	27.2	26.1	27.3	25.8
MCV	fL	87〜99	91	89	87.7	90	90.1	89.9
MCH	pg	27〜38	29.2	29.3	29.4	28.6	29.4	29.3
MCHC	%	32〜36	32	33	33.5	31.8	32.6	32.6
血小板	×10³/μL	120〜350	170	201	351	438	483	481
好中球%	%	34.6〜71.4					74.9	

＜ABK血中濃度測定値＞

8月22日　注入開始直前　　　　　2.8μg/mL

8月22日　注入開始から1時間　　12.0μg/mL

3-❶ バンコマイシンからアルベカシンに変更した TDM 実施症例

設問2 8月22日のABKのTDMの結果を解釈し，投与計画を提案しなさい。

ヒント ABKの治療効果を得るためには，Cpeak*/MIC≧8（*Cpeak：組織分布完了後の濃度で，20〜30分注入の場合，注入開始から60分の濃度）とする必要があります。目標Cpeakは9〜20 μg/mLとされていますが，上限値は明確ではありません。腎毒性を防止するためには，Ctrough（最低濃度）＜2 μg/mL とする必要があります。

「患者情報入力」で，血清クレアチニン値を8月22日の0.57mg/dLに変更します。次に薬物・モデルを「アルベカシン」に変更し，スケジュールの投与履歴と採血履歴を変更します（図14）。

図14

ベイズ推定を行います。パラメータ要約では，トラフ値が中毒域の値であり，トラフ付近においてベイズ患者推定値の曲線は，母集団平均値の曲線より高い傾向にあります。

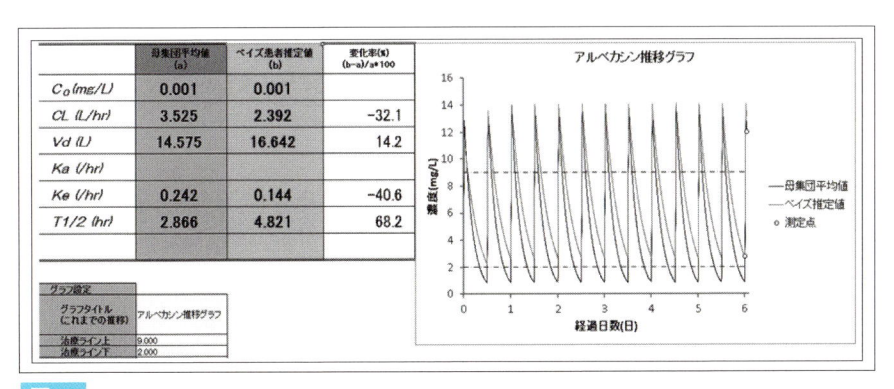

図15

［定常状態における投与設計］ボタンをクリックします。1日1回300mg投与がCpeak/MIC=16.7（目標値≧8），トラフ＝0.6μg/mL（目標値＜2μg/mL）のため，適当と考えられます。

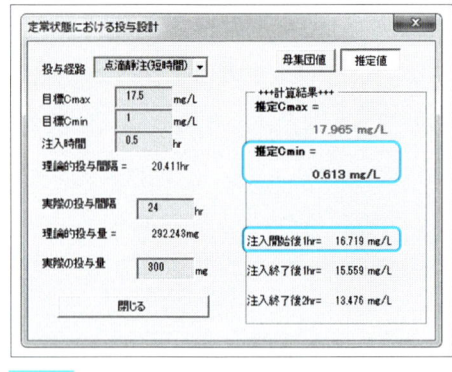

図16

投与設計で，履歴を複写し，この投与法に変更した場合のグラフを作成します。

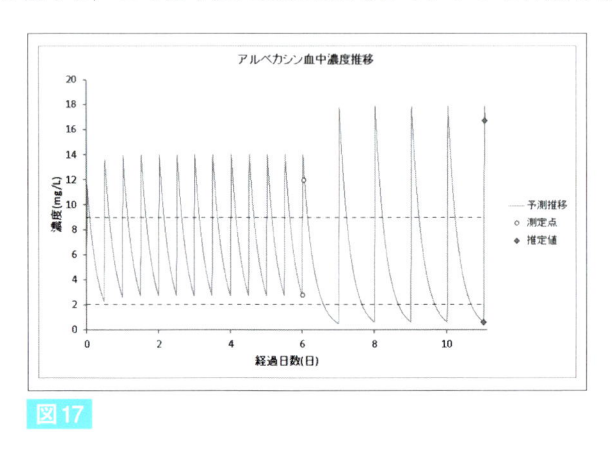

図17

本投与法により炎症所見は改善しMRSA感染症は軽快しましたが，血清クレアチニン値は上昇傾向にあり腎機能の低下が示唆されました。腎機能の低下は，ABKの高いトラフ濃度が影響した可能性のほか，感染症の増悪やVCMの前投与などが影響した可能性があります。

小括

MIC 2μg/mLのVCMを選択せず，ABKを早期にTDMを実施しつつ投与することが適当であったと考えられます。

また，本症例は該当しませんが，重度腎機能低下患者に抗MRSA薬の投与を継続する必要がある場合には，リネゾリド，ダプトマイシンなど，腎機能に影響しない薬物に変更することが適当と考えられます。

（篠崎 公一）

3-❷ バンコマイシンTDM実施症例(1)

本症例のポイント

・低栄養状態では腎機能を過大推定することがある。
・バンコマイシンに対するMRSAの最小発育阻止濃度 (MIC) が採取検体によって異なることがある。
・バンコマイシンのトラフ値から 24h-AUC/MIC が推定できる。

<患者>

69歳，女性，身長：148 cm，体重：35.5 kg

<現病歴>

3月28日，発熱を主訴に来院し誤嚥性肺炎で入院。発熱は抗菌薬投与で改善・再発を繰り返した。

6月25日の動脈血培養からメチシリン耐性黄色ブドウ球菌（MRSA），吸引痰からMRSA（3+），6月26日の褥瘡からMRSA（3+）が検出され褥瘡からの血流感染が疑われた。

このため，6月26日からバンコマイシン（VCM）1g 1日1回投与が開始された。

表1 細菌培養検査結果（MIC値と判定）

Staphylococcus aureus（MRSA）

検体	6月25日 動脈血		6月25日 吸引痰		6月26日 褥瘡	
ABK	≦1	S	2	S	2	S
ABPC	>8	R	>8	R	>8	R
ABPC/SBT	16	R	16	R	16	R
CEZ	>16	R	>16	R	>16	R
CFDN	>2	R	>2	R	>2	R
CLDM	>2	R	>2	R	>2	R
CTM	>16	R	>16	R	>16	R
EM	>4	R	>4	R	>4	R
FMOX	>16	R	>16	R	>16	R
FOM	≦4	S	≦4	S	≦4	S
GM	>8	R	>8	R	>8	R
IPM/CS	>8	R	>8	R	>8	R
LVFX	>4	R	>4	R	>4	R
LZD	≦2	S	≦2	S	≦2	S
MINO	4	S	4	S	4	S
MPIPC	>2	R	>2	R	>2	R
PCG	>8	R	>8	R	>8	R
RFP	≦1	S	≦1	S	≦1	S
ST	≦1	S	≦1	S	≦1	S
TEIC	≦2	S	≦2	S	≦2	S
VCM	1	S	1	S	2	S

※MICの単位：μg/mL

ABK：アルベカシン，ABPC：アンピシリン，ABPC/SBT：アンピシリン/スルバクタム，CEZ：セファゾリン，CFDN：セフジニル，CLDM：クリンダマイシン，CTM：セフォチアム，EM：エリスロマイシン，FMOX：フロモキセフ，FOM：ホスホマイシン，GM：ゲンタマイシン，IPM/CS：イミペネム/シラスタチン，LVFX：レボフロキサシン，LZD：リネゾリド，MINO：ミノマイシン，MPIPC：オキサシリン，PCG：ペニシリンG，RFP：リファンピシン，ST：スルファメトキサゾール/トリメトプリム，TEIC：テイコプラニン，VCM：バンコマイシン

第 3 章　応用編：症例解析

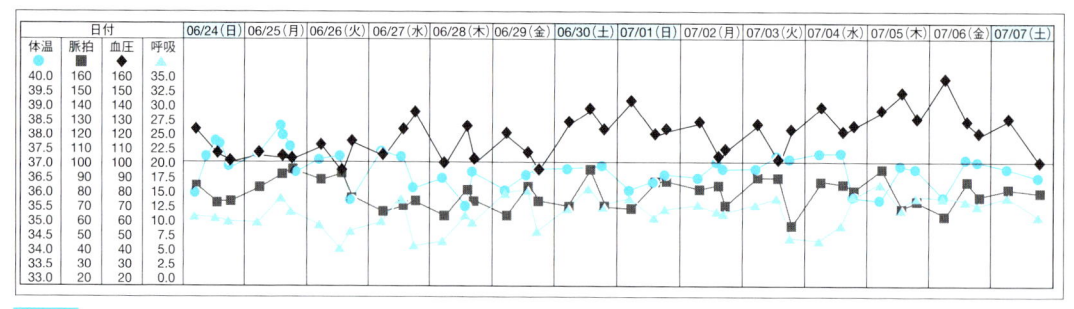

図1　バイタルサイン

表2　検査所見

検査項目名称	単位	基準値	6月25日	6月25日	6月27日	6月29日	7月2日	7月4日	7月5日	7月6日	7月7日
総ビリルビン	mg/dL	0.2〜1.2	0.59	0.7	0.5	0.54	0.5	0.55		0.59	
GOT	U/L	12〜33	122	114	52	23	21	27		23	
GPT	U/L	5〜35	203	216	132	66	30	20		17	
LDH	U/L	80〜200	265	271	238	190	214	263		231	
ALP	U/L	130〜350	807	825	679	682	693	707		652	
γ-GTP	U/L	10〜63	166	168	132	131	135	135		122	
総タンパク	g/dL	6.7〜8.3	5	4.8			5				
アルブミン	g/dL	3.8〜5.3	2.7	2.5			2.6				
A/G		1.3〜2.2	1.17	1.09			1.08				
尿素窒素	mg/dL	8〜20	24.8	20.9	18.4	16.5	12.8	15.7		13.1	
クレアチニン	mEq/L	0.5〜0.9	0.58	0.55	0.56	0.55	0.62	0.6		0.59	
ナトリウム	mEq/L	137〜149	145	138	143	141	142	141		142	
カリウム	mEq/L	3.6〜5.0	4.1	4.1	4.1	3.3	3.2	4.4		4.3	
クロール	mEq/L	98〜110	109	102	106	103	104	104		104	
CRP	mg/dL	≦0.3	9.43	12.73	13.85	8.01	5.72	4.32		3.53	
白血球数	×10³/μL	3.6〜8.0	9.41	12.18	9.94	6.29	3.99	5.85	4.81	4.08	5.17
赤血球数	×10⁶/μL	3.8〜4.8	3.05	2.7	2.8	2.58	2.72	2.26	3.3	3.27	3.01
ヘモグロビン	g/dL	11〜15	9.5	8.5	8.6	7.9	8.4	7	9.7	9.8	9.1
ヘマトクリット	%	36〜46	29.7	25.9	27.2	24.9	26.6	22.2	30.4	30.4	28.1
MCV	fL	87〜99	97.4	95.9	97.1	96.5	97.8	98.2	92.1	93	93.4
MCH	pg	27〜38	31.1	31.5	30.7	30.6	30.9	31	29.4	30	30.2
MCHC	%	32〜36	32	32.8	31.6	31.7	31.6	31.5	31.9	32.2	32.4
血小板	×10³/μL	120〜350	133	147	164	145	119	105	94	75	86
好中球%	%	34.6〜71.4	80.5	85.4	85.7	79.6	68.6	82.1	80.7	71.3	

＜投薬履歴＞

6月26日 10：00〜　VCM 1,000mg（1.5hr 注入）×1

＜採血時間・測定値＞

6月28日　10：00　　22.0μg/mL……投与直前

6月28日　14：00　　32.0μg/mL

3-❷ バンコマイシンTDM実施症例(1)

> **設問1** 6月28日のVCMのTDMデータをベイジアン法で解析してください。薬物動態パラメータの母集団平均値とベイズ患者推定値が大きく異なることを確認し，その理由を説明してください。

> **ヒント** クレアチニンクリアランスおよび薬物の全身クリアランスは，血清クレアチニン値を用いて推定しています。栄養状態がクレアチニン生成量とクレアチニンクリアランス推定値にどのように影響するでしょうか。

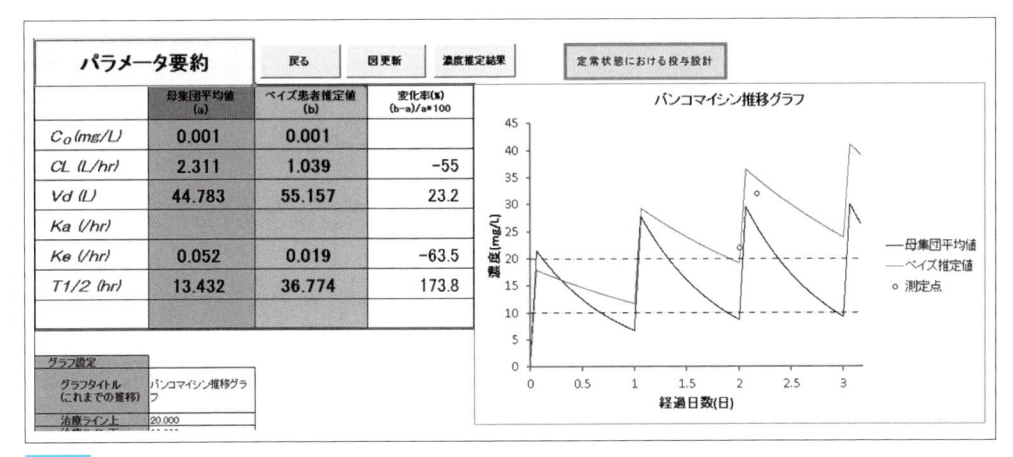

パラメータ要約	母集団平均値(a)	ベイズ患者推定値(b)	変化率(%) (b-a)/a*100
C_0 (mg/L)	0.001	0.001	
CL (L/hr)	2.311	1.039	−55
Vd (L)	44.783	55.157	23.2
Ka (/hr)			
Ke (/hr)	0.052	0.019	−63.5
T1/2 (hr)	13.432	36.774	173.8

図3

　低体重で，総タンパク濃度とアルブミン濃度が低く，低栄養状態と推定されます。一方，血清クレアチニン値は 0.6 mg/dL 付近にあり，クレアチニンの生成速度の低下が確実であるにもかかわらず低値となっていません。このことから腎機能低下が示唆されます。Cockcroft-Gault 式で腎機能を過大評価するケースと考えられます。

> **設問2** 目標PK-PD指標に基づき投与計画を提案してください。なお，感受性パターンは，ABKとVCM以外は一致しています。このことから褥瘡からの血流感染を想定することは正しい判断と考えられます。MICは±1管（1.0 μg/mLは，0.5 μg/mLまたは2.0 μg/mL）の誤差が許容されているので，MIC 1 μg/mL として検討を行います。また，トラフ濃度1点から24h-AUC/MICを求めてよいか検討してください。

> **ヒント** 24h-AUCは， $24h\text{-}AUC = \dfrac{1日投与量 (mg)}{CL (L/hr)}$ で求めることができます。測定値が1点の場合のCLと2点の場合のCLを比較してください。

第3章 応用編：症例解析

図4

図5

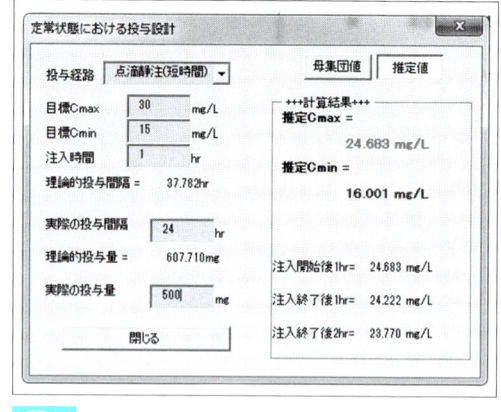

図6

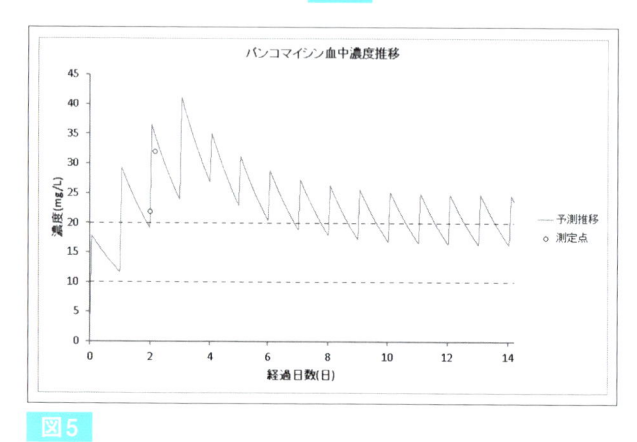

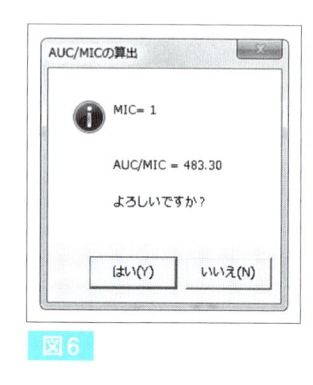

　500mg 1h注入24時間ごと投与への減量は，投与開始から14日目の投与直前（トラフ）値は16.0μg/mLで，24h-AUC/MICは483.3となることから，目標PK-PD指標を満たすため推奨されます。

◆ 2番目の問に対する手計算による回答

2点　CL= 1.039（L/hr），500mg/dayの24h-AUC/MIC= 481.2
1点　CL= 1.026（L/hr），500mg/dayの24h-AUC/MIC= 487.3（1%高いのみ）
よって，1点で良いと考えられます。

小括

　腎機能の評価には，栄養状態の確認が不可欠です。VCMについて，検体によりMICが異なるとき，どの値を用いるか慎重に考慮する必要があります。24h-AUC/MICはトラフ値1点から求めることができます。

（篠崎 公一）

3-❸ バンコマイシンTDM実施症例（2）

本症例のポイント

- バンコマイシンの投与が開始されている時，効果指標（24h-AUC/MIC）と副作用指標（トラフ値）を踏まえて投与法を評価し投与計画を立てることができる。
- 薬物血中濃度が予測値より高値の場合，血中濃度上昇の原因を列挙し，可能性の高い原因を特定できる。

<患者>
72歳，男性，身長：170cm，体重：69.2kg（12月1日時点）

<現病歴>
直腸がん術後（2009年10月），肝転移（肝切除＋胆摘術後2010年9月）
局所再発・肺転移・骨転移（2011年10月）
がん化学療法継続中〔直近では10月19日実施。2011年11月より在宅中心静脈栄養法（HPN）用ポート挿入〕
紫斑性腎炎（2012年5月），前立腺肥大

<経過>
　2012年11月7日に尿閉にて泌尿器科外来受診中の外来において嘔吐し，イレウスの診断にて同日入院した。12月6日から発熱が続き，12月10日の血液培養（2セット中2セット）にてMRSA検出，ポート感染を疑い12月12日からバンコマイシン（VCM）の投与が開始された。

<入院中のVCM以外の抗菌薬投与履歴>

11月7日～11月10日，11月21日～11月23日	セフメタゾール注	1g×2
12月7日～12月11日	セフカペン ピボキシル錠	300mg 分3
12月10日～12月12日	アンピシリン注	1g×2

第3章 応用編：症例解析

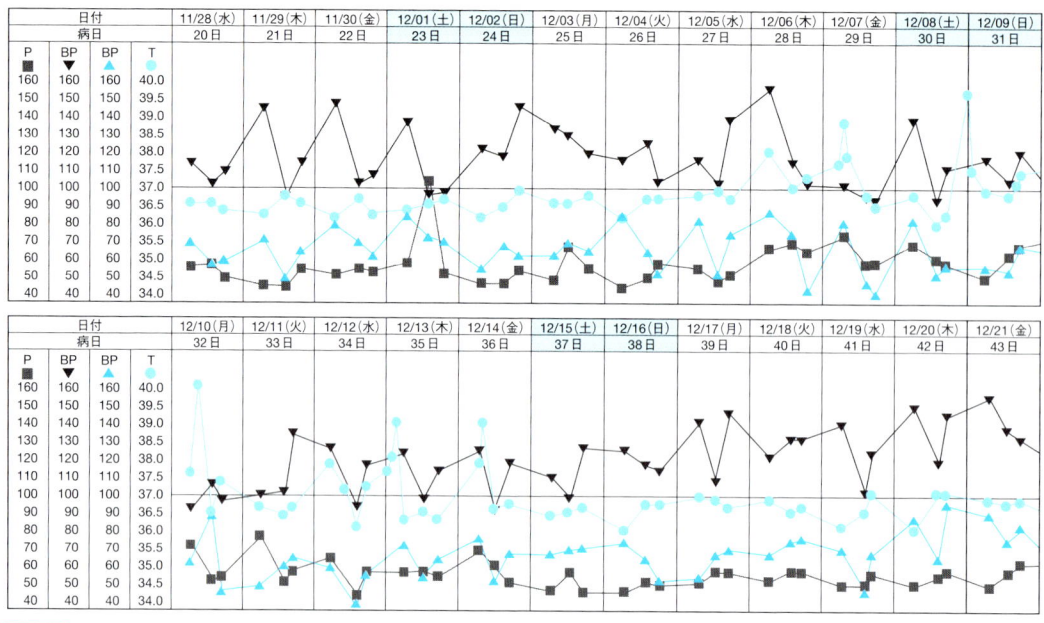

図1 バイタルサイン

表1 検査所見

検査項目名称	単位	基準値	11月26日	11月28日	12月6日	12月7日	12月9日	12月10日	12月17日	12月19日	12月20日	12月21日
T-bil	mg/dL	0.2～1.0	0.3		0.6	0.6	0.6	0.6	0.4	0.5		0.4
AST	U/L	10～35	22		20	21	25	37	17	17		16
ALT	U/L	5～40	11		8	9	11	18	13	10		8
LDH	U/L	119～229	287		321	308	302	345	239	283		241
ALP	U/L	115～359	274		273	292	326	468	374	362		488
γ-GTP	U/L	≦80	25		26	36	46	85	64	59		53
BUN	mg/dL	8.0～22.0	5.9		8.7	10.0	16.3	11.4	8.7	9.1		9.4
SCr	mg/dL	0.60～1.10	0.83		0.74	0.76	0.92	0.73	0.75	0.80		0.87
Alb	g/dL	3.8～5.2	3.0		3.5	3.6	3.2	3.5	3.0	3.3		3.2
Na	mEq/L	135～146	142		140	140	140	142	143	141		143
K	mEq/L	3.4～4.8	4.2		4.5	4.3	4.8	4.4	4.2	4.3		4.3
Cl	mEq/L	98～108	109		107	106	107	108	110	108		109
CRP	mg/dL	≦0.30	5.30		3.82	8.27	12.15	12.31	6.14	6.93		4.69
WBC	$10^3/\mu L$	4.00～9.00	4.80		7.00	6.20	5.10	6.00	5.20	5.70		5.30
RBC	$10^6/\mu L$	4.20～5.60	2.82		2.79	2.83	2.44	3.00	2.45	2.64		2.56
Hb	g/dL	12.5～17.0	8.1		8.1	8.2	7.2	8.4	7.0	7.3		7.2
Ht	%	39.0～50.0	24.9		25.2	25.5	21.8	27.0	21.8	23.4		23.0
PLT	$10^3/mm^3$	140～340	165		134	126	103	140	128	154		137
Neut	%	40.0～75.0	63.2		84.7	81.8	82.0	81.6	79.7	79.6		73.6
Lymp	%	18.0～49.0	19.3		8.3	9.2	13.5	10.5	11.0	11.1		15.0
尿	混濁			(−)	(−)	(−)	(1+)	(1+)	(−)	(−)	(−)	(−)	
	タンパク定性			(−)	(−)	(−)	(±)	(±)	(1+)	(−)	(1+)	(−)	
	亜硝酸塩			(+)	(−)	(−)	(+)	(−)	(−)	(−)	(−)	(−)	
	白血球			(2+)	(1+)	(−)	(2+)	(−)	(−)	(±)	(−)	(−)	
	沈渣 赤血球	/H		5～9	20～29	10～19	20～29	20～29	≧100	10～19	20～29	10～19	
	沈渣 白血球	/H		20～29	5～9	5～9	30～49	5～9	1～4	1～4	1～4	1～4	
	沈渣 細菌			(1+)	(1+)	(1+)		(1+)			(1+)	(1+)	
	沈渣 赤血球円柱	/W											
	沈渣 白血球円柱	/W											

3-❸ バンコマイシン TDM 実施症例（2）

表2 細菌培養検査結果

12月10日の血液培養結果　MRSA（2セットともに同一感受性）

薬剤名	MIC	判定	薬剤名	MIC	判定
PCG	>8	R	EM	>4	R
ABPC	>8	R	CLDM	>2	R
MPIPC	>2	R	MINO	8	I
CEZ	>16	R	LVFX	4	R
CTM	>16	R	ST	≦1	S
CFDN	>2	R	VCM	1	S
FMOX	16	R	TEIC	≦2	S
IPM/CS	>8	R	FOM	>16	R
SBT/ABPC	≦8	R	RFP	≦1	S
ABK	2	S	LZD	≦2	S
GM	>8	R			

※MICの単位：μg/mL

以降の解析では，母集団PKモデルとして「北里：大島（2003）」を使用します。

設問1　現在は2012年12月13日（木）10：00頃です。
現在開始となっているVCM投与法について評価し，必要があれば主治医へコンサルテーションしてください。

＜主治医投与計画＞
VCM　500mg×4　6時間ごと（1時間注入）
TDM採血：12月15日（土）6：00投与直前
なお，すでに下記3回が投与済みの状況です。

●投薬履歴
12月12日　　19：30　　VCM　500mg　1時間にて注入
12月13日　　 1：00　　VCM　500mg　1時間にて注入
12月13日　　 6：00　　VCM　500mg　1時間にて注入

ヒント　効果の指標は24h-AUC/MIC≧400，副作用の指標はトラフ値≧20 μg/mLです。同等の効果を保ちつつ，副作用リスクを低下させるより良い用法はほかにあるでしょうか。ここでは，1日投与量を変えずに検討してみましょう。また，抗菌薬TDMガイドライン（日本化学療法学会・日本TDM学会）の「TDMの目標値」，「初期投与設計」の項とも対比してみましょう。

医師が開始した投与法を継続した場合を検討します。「スケジュール入力」で500mg×4の投与を入力します（図2）。

第3章 応用編：症例解析

2.現在投与(左)・3.採血履歴(右)				経過日数	6.69 日
現在投与履歴No.	投与日時 YYYY/M/D h:m	投与法	投与量 mg	投与間隔 hr	注入時間 hr
1	2012/12/12(水)19:30	点滴静注	500	0	1
2	2012/12/13(木)01:00	点滴静注	500	5.5	1
3	2012/12/13(木)06:00	点滴静注	500	5	1
4	2012/12/13(木)12:00	点滴静注	500	6	1
5	2012/12/13(木)18:00	点滴静注	500	6	1
6	2012/12/14(金)00:00	点滴静注	500	6	1
7	2012/12/14(金)06:00	点滴静注	500	6	1
8	2012/12/14(金)12:00	点滴静注	500	6	1
9	2012/12/14(金)18:00	点滴静注	500	6	1
10	2012/12/15(土)00:00	点滴静注	500	6	1
11	2012/12/15(土)06:00	点滴静注	500	6	1
12	2012/12/15(土)12:00	点滴静注	500	6	1
13	2012/12/15(土)18:00	点滴静注	500	6	1
14	2012/12/16(日)00:00	点滴静注	500	6	1
15	2012/12/16(日)06:00	点滴静注	500	6	1
16	2012/12/16(日)12:00	点滴静注	500	6	1
17	2012/12/16(日)18:00	点滴静注	500	6	1
18	2012/12/17(月)00:00	点滴静注	500	6	1
19	2012/12/17(月)06:00	点滴静注	500	6	1
20	2012/12/17(月)12:00	点滴静注	500	6	1
21	2012/12/17(月)18:00	点滴静注	500	6	1
22	2012/12/18(火)00:00	点滴静注	500	6	1
23	2012/12/18(火)06:00	点滴静注	500	6	1
24	2012/12/18(火)12:00	点滴静注	500	6	1
25	2012/12/18(火)18:00	点滴静注	500	6	1
26	2012/12/19(水)00:00	点滴静注	500	6	1
27	2012/12/19(水)06:00	点滴静注	500	6	1
28	2012/12/19(水)12:00	点滴静注	500	6	1
29					

図2 スケジュール入力で500mg×4を投与履歴に入力する

「投与設計」で11回目（12月15日朝）投与直前濃度および24回目（12月18日昼）の投与直前濃度と24回目以降24時間の24h-AUCを予測すると（図3，図4），それぞれ，17.8μg/mL，19.1μg/mL（治療域上限付近），522.7 となります。

採血/予測 No.	投与回数 回	投与後時間 hr	実測値 mg/L	経過日数 日	計算値 mg/L
1	11	0	（予測値）	2.440	17.829
2	24	0	（予測値）	5.690	19.053

図3 投与設計で11および24回目の投与直前値を予測する

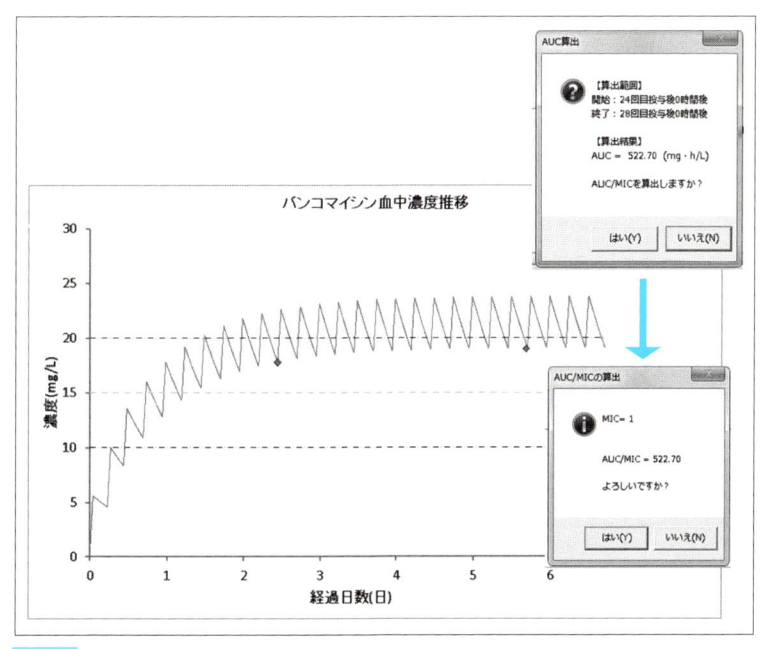

3-❸ バンコマイシン TDM 実施症例(2)

図4 投与設計で24回目以降の24h-AUC/MICを予測する

　投与法を1日2回投与に変更した場合を検討します．スケジュール入力で1,000 mg×2 の投与を入力します（図5）．また，投与設計で8回目（12月15日朝）投与直前濃度および15回目（12月18日夜）の投与直前濃度と15回目以降24時間の24h-AUCを予測すると（図6，図7），それぞれ，15.7μg/mL，16.5μg/mL，518.4（図4の値とほぼ一致）となります．

図5 スケジュール入力で投与履歴を1,000mg×2投与とした場合

採血/予測 No.	投与回数 回	投与後時間 hr	実測値 mg/L	経過日数 日	計算値 mg/L
1	8	0	(予測値)	2.480	15.688
2	15	0	(予測値)	5.980	16.532

図6 投与設計で8および15回目の投与直前値を予測する

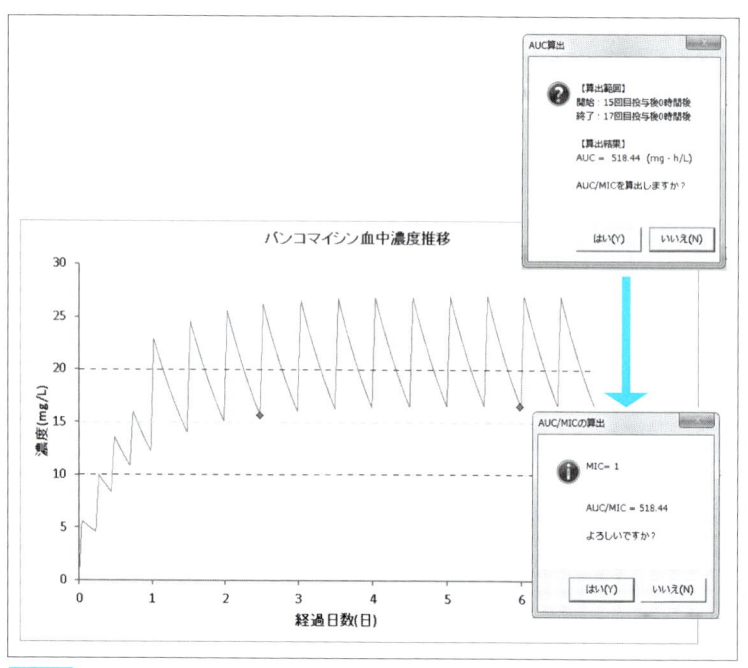

図7 投与設計で15回目以降の24h-AUC/MICを予測する

◆医師へのコンサルテーション

　現在の投与法を継続すると副作用と関連するトラフ濃度が治療域上限付近となることが予想されるため，12月13日（木）夜以降，1,000mg（1時間注入）12時間ごと投与への変更をお薦めします。次回のTDM採血は12月15日（土）朝投与直前にお願いします。なお，この時点の濃度は約15.6μg/mLと予想されます。

3-❸ バンコマイシン TDM 実施症例（2）

設問2 現在は2012年12月19日（水）9：00頃です。
12月15日（土）のTDMの結果は14.9μg/mLと予測値とほぼ一致したことから投与継続を提案しました。ところが，今朝の血中濃度の測定結果は20.4μg/mLと治療域上限付近の値でした。この濃度を評価し，再び主治医へコンサルテーションしてください。

●投薬履歴
　12月12日　19：30　　　　VCM　　500mg　　1時間にて注入
　12月13日　 1：00　　　　VCM　　500mg　　1時間にて注入
　12月13日　 6：00　　　　VCM　　500mg　　1時間にて注入
　12月13日　12：00　　　　VCM　　500mg　　1時間にて注入
　12月13日　19：00以降　 VCM　 1,000mg　　1時間にて注入　　12時間ごと投与
●VCM血中濃度
　12月15日（土）　7：00　　投与直前値　　14.9μg/mL
　12月19日（水）　7：00　　投与直前値　　20.4μg/mL

ヒント　12月19日の実測値20.4μg/mLは，12月15日の解析時点での12月19日予測値15.7μg/mLと乖離しました。血中濃度が高値となった理由を列挙してください。

パラメータ要約	母集団平均値 (a)	ベイズ患者推定値 (b)	変化率(%) (b-a)/a*100
C₀ (mg/L)	0.001	0.001	
CL (L/hr)	3.893	4.046	3.9
Vd (L)	87.295	86.856	-0.5
Ka (/hr)			
Ke (/hr)	0.045	0.047	4.4
T1/2 (hr)	15.539	14.878	-4.3

図8 12月15日のベイズ推定結果

	初濃度C₀	0.001		経過日数	6.98 日
投与履歴No.	投与日時 YYYY/M/D h:m	投与法	投与量 mg	投与間隔 hr	注入時間 hr
1	2012/12/12(水) 19:30	点滴静注	500	0	1
2	2012/12/13(木) 01:00	点滴静注	500	5.5	1
3	2012/12/13(木) 06:00	点滴静注	500	5	1
4	2012/12/13(木) 12:00	点滴静注	500	6	1
5	2012/12/13(木) 19:00	点滴静注	1000	7	1
6	2012/12/14(金) 07:00	点滴静注	1000	12	1
7	2012/12/14(金) 19:00	点滴静注	1000	12	1
8	2012/12/15(土) 07:00	点滴静注	1000	12	1
9	2012/12/15(土) 19:00	点滴静注	1000	12	1
10	2012/12/16(日) 07:00	点滴静注	1000	12	1
11	2012/12/16(日) 19:00	点滴静注	1000	12	1
12	2012/12/17(月) 07:00	点滴静注	1000	12	1
13	2012/12/17(月) 19:00	点滴静注	1000	12	1
14	2012/12/18(火) 07:00	点滴静注	1000	12	1
15	2012/12/18(火) 19:00	点滴静注	1000	12	1
16	2012/12/19(水) 07:00	点滴静注	1000	12	1
17	2012/12/19(水) 19:00	点滴静注	1000	12	1

図9 投与設計に12月19日までの投与履歴を入力し予測値を計算

採血/予測 No.	投与回数 回	投与後時間 hr	実測値 mg/L	経過日数 日	計算値 mg/L	差(実測-計算) mg/L
1	8	0	14.9	2.480	15.038	-0.138
2	16	0	(予測値)	6.480	15.731	-

図10 投与設計で予測した12月19日投与直前濃度

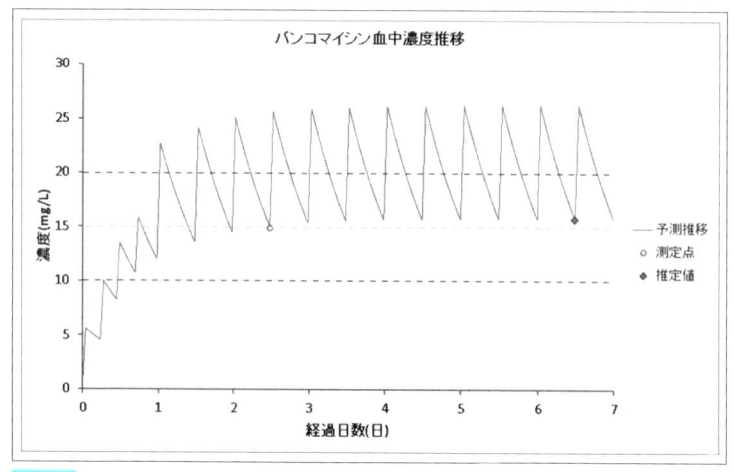

図11 投与設計で予想した12月19日までの濃度推移

　まず，患者の薬物動態が変化した可能性を検討するため，15日から19日の間にCLとVdに影響する患者の変化を確認しましょう。この間に体重は測定されませんでしたが，明らかな浮腫や胸腹水の発生は認めていません。では，腎機能は変化しているでしょうか。血清クレアチニン（Scr）は投与開始前の12月10日の0.73 mg/dLから0.8 mg/dLと軽度上昇に留まっています。なお，Scrは，腎機能が急変した場合，遅れて変化する点に注意が必要です。また，この患者は入院以前から腎機能が安定しているものの，紫斑性腎炎の病歴があることも注意すべきことです。また，14日以前は39℃の発熱があり脈拍数の最高値が70回/分以上であったのに対し，15日以降は解熱し60回/分以下となっています。血流の低下により糸球体濾過速度（GFR）が低下しCLが低下した可能性も考えられます。

　一方，薬物動態の変化と決めつける前に，測定値に関する情報を再度入念に確認することも大切です。12月15日または12月19日の測定値のどちらかで，採血時刻，採血と投与のタイミング，投与時刻，調製量，点滴漏れ，測定手技，検体の取違えなどの情報の把握不足はないでしょうか。これらの情報で乖離の説明がつくことがあり，主治医へのコンサルテーション内容も違ってきます。しかし，この症例では測定値の上昇に結びつく新たな発見はありませんでした。

　これらのことから，薬物動態の変化があり，その主な要因が腎機能の低下であろうと仮定して解析を進めることとします。薬物動態が変化したため，図12に示すOPTIMIZATION MODE 1（開始時の濃度は実測値）に変更し，12月15日のトラフ値を初期（直前）濃度として投与履歴入力して解析します。

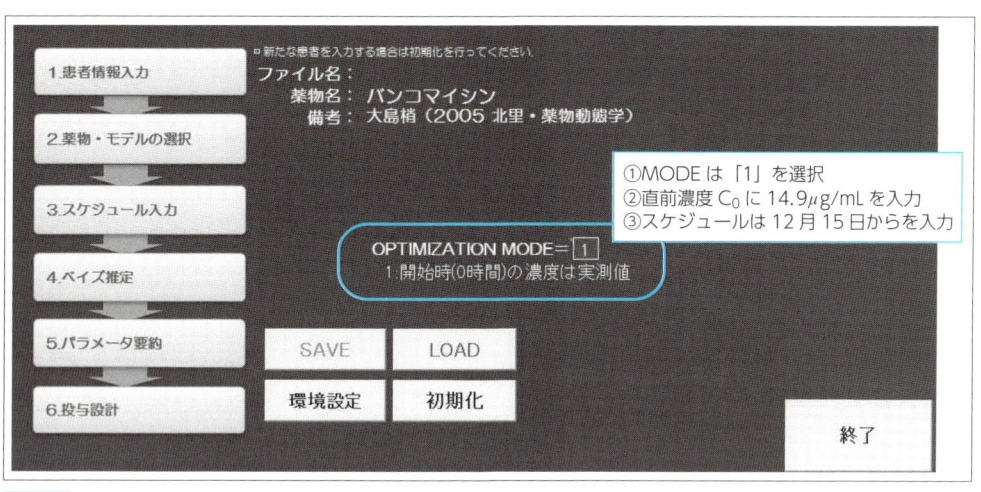

3-❸ バンコマイシンTDM実施症例(2)

①MODEは「1」を選択
②直前濃度 C_0 に 14.9μg/mL を入力
③スケジュールは12月15日からを入力

図12 OPTIMIZATION MODE変更

図13 スケジュールに12月19日までの投与履歴を入力する

図14 12月19日のベイズ推定結果

	12月15日	12月19日
推定CL (L/hr)	4.046	3.278 (−20%)
推定Vd (L)	86.856	87.682 (+1%)

このため，750mg×2への減量を提案しました。

73

投与履歴No.	初濃度C₀	14.881		経過日数	11.00 日
	投与日時 YYYY/M/D h:m	投与法	投与量 mg	投与間隔 hr	注入時間 hr
1	2012/12/15(土) 07:00	点滴静注	1000	12	1
2	2012/12/15(土) 19:00	点滴静注	1000	12	1
3	2012/12/16(日) 07:00	点滴静注	1000	12	1
4	2012/12/16(日) 19:00	点滴静注	1000	12	1
5	2012/12/17(月) 07:00	点滴静注	1000	12	1
6	2012/12/17(月) 19:00	点滴静注	1000	12	1
7	2012/12/18(火) 07:00	点滴静注	1000	12	1
8	2012/12/18(火) 19:00	点滴静注	1000	12	1
9	2012/12/19(水) 07:00	点滴静注	1000	12	1
10	2012/12/19(水) 19:00	点滴静注	750	12	1
11	2012/12/20(木) 07:00	点滴静注	750	12	1
12	2012/12/20(木) 19:00	点滴静注	750	12	1
13	2012/12/21(金) 07:00	点滴静注	750	12	1
14	2012/12/21(金) 19:00	点滴静注	750	12	1
15	2012/12/22(土) 07:00	点滴静注	750	12	1
16	2012/12/22(土) 19:00	点滴静注	750	12	1
17	2012/12/23(日) 07:00	点滴静注	750	12	1
18	2012/12/23(日) 19:00	点滴静注	750	12	1
19	2012/12/24(月) 07:00	点滴静注	750	12	1
20	2012/12/24(月) 19:00	点滴静注	750	12	1
21	2012/12/25(火) 07:00	点滴静注	750	12	1
22	2012/12/25(火) 19:00	点滴静注	750	12	1
23					

図15 投与設計で750mg×2の投与履歴を入力する

採血/予測 No.	投与回数 回	投与後時間 hr	実測値 mg/L	経過日数 日	計算値 mg/L	差(実測-計算) mg/L
1	9	0	20.4	4.000	20.369	0.031
2	13	0	(予測値)	6.000	16.703	-
3						
4						

図16 12月21日朝の濃度予測

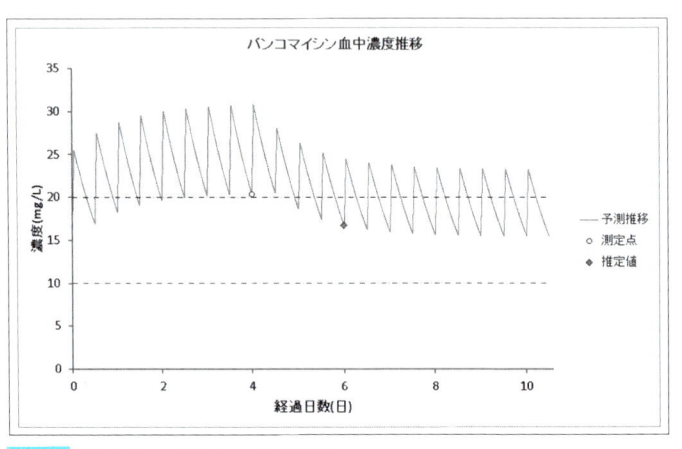

図17 減量後の予想血中濃度推移

◆医師へのコンサルテーション

　VCM 血中濃度は治療域上限付近の値となっています。このため，12月19日（水）19：00より750mg（1時間注入）12時間ごと投与に減量されてはいかがでしょうか。なお，次回のTDMの採血は12月21日（金）の朝投与直前にお願いします。この時点の濃度は，16.7μg/mLと予測されます。腎機能低下が進行している場合，血中濃度が予測より高くなる可能性もありますので，休日前の薬物血中濃度と腎機能検査値の確認を推奨します。

◆その後の濃度推移

　医師へのコンサルテーションにより，12月19日（水）19：00より750mg（1時間注入）12時間ごと投与に減量となりました。12月21日（金）7：00の投与直前値は18.3μg/mLであり，予測値16.7μg/mLより約10％高いものの，投与継続により定常状態のトラフ値は15.7μg/mLと治療域内中央付近に推移すると予想されました。

小括

　以上，バンコマイシンの TDM について，PKおよびPK-PD の観点を中心に述べました。その他関連する事項として，
・感染症のフォーカス（カテーテル関連血流感染症か否か）
・起炎菌のリザーバーとなる原発巣や播種病変（感染性心内膜炎や骨髄炎など）の存在
・血液培養の陰性化
・ポートの抜去
・投与期間（終了の目安）
など，感染症治療のポイント[1]を押さえることは，TDM を行ううえで重要と考えられます。

（横田 訓男）

---

*1　IDSA Guidelines for Intravascular Catheter-Related Infection. CID 2009：49（1 July）

3-❹ テイコプラニンTDM実施症例

本症例のポイント

・テイコプラニンは消失半減期が長いため，投与開始時に負荷投与を行う必要がある。
・PPKモデルにおいて負荷投与量の計算に用いる分布容積（Vd）の平均値は，体格や腎機能と関係なく一定であるため，投与開始早期に血中濃度を評価する必要がある。
・血流感染における目標濃度は治療域上方に設定する。
・薬物血中濃度測定可能日に制約がある場合は，適当な採血時期を考慮する必要がある。
・採血は最終投与から18時間以降に行う必要がある。

＜患者＞
83歳，女性，身長：148 cm，体重：39.2 kg
＜現病歴＞
　2013年4月4日に下痢を主訴に入院となった。入院後も診断はつかず，原因不明の下痢として経過した。食事摂取量が少なく，下痢も持続し，栄養障害を来したため，4月19日に右内頸静脈から中心静脈（CV）カテーテルを挿入し，翌20日から完全静脈栄養（TPN）を実施した。
　5月27日に38℃台の発熱がみられ，カテーテル関連血流感染が疑われたため，右内頸静脈のカテーテルを抜去し，アンピシリン/スルバクタム（ABPC/SBT）1.5g×3回/dayを開始した。5月27日の血液培養およびカテーテル培養からメチシリン耐性コアグラーゼ陰性ブドウ球菌（methicillin-resistant coagulase-negative staphylococci；MRCNS）が検出されたため，カテーテル関連血流感染の診断で，5月29日（水）の夜からテイコプラニン（TEIC）の投与が開始されることになった。

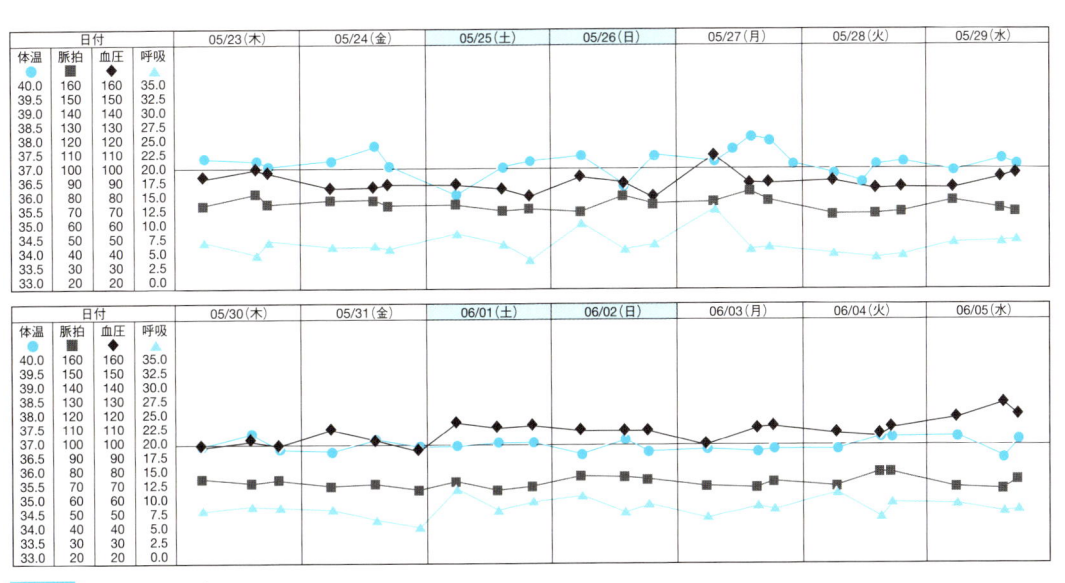

図1 バイタルサイン

表1 検査所見

検査項目名称	単位	基準値	4月4日	4月19日	4月23日	5月2日	5月17日	5月23日	5月28日	5月31日	6月3日
総ビリルビン	mg/dL	0.20〜1.20	0.68				0.28	0.43	0.51	0.33	0.32
GOT	U/L	12〜33	22				23	57	90	44	29
GPT	U/L	5〜35	11				11	53	86	58	34
LDH	U/L	80〜200	264				171	200	182	181	188
ALP	U/L	130〜350	241				287	368	438	359	287
γ-GTP	U/L	10〜63	20				33	73	130	103	74
総タンパク	g/dL	6.7〜8.3	5.6	4.9	5.7	4.9	4.8	4.5	4	4.1	4
アルブミン	g/dL	3.8〜5.3	3.1	2.4	2.8	2.4	2.3	2.1	1.9	1.9	1.8
尿素窒素	mg/dL	8.0〜20.0	31.6	28.6	28.4	57.4	61.3	34.1	27.8	8.6	7
クレアチニン	mg/dL	0.8〜1.2	1.17	0.87	1.32	1.31	1.18	1.05	1.04	1.07	0.91
ナトリウム	mEq/L	137〜149	139	140	131	133	131	135	140	140	140
カリウム	mEq/L	3.6〜5.0	3.2	2.7	2.3	2.5	4.5	4.2	4.7	3.9	3.4
クロール	mEq/L	98〜110	101	106	101	103	98	98	106	106	106
CRP	mg/dL	≦0.30	4.89	1.38	0.95	0.75	0.7	0.97	1.05	0.56	0.64
白血球数	×10³/μL	3.60〜8.00	13.31	7.85	6.74	10.69	10.26	11.84	11.39	9.18	9.21
赤血球数	×10⁶/μL	4.10〜5.10	3.74	3.1	3.43	2.94	2.91	2.79	2.37	2.47	2.37
ヘモグロビン	g/dL	14.0〜17.0	11.6	9.7	10.7	9.2	9.2	8.8	7.5	7.8	7.5
ヘマトクリット	%	39.0〜50.0	34.4	28	30.8	26.9	26.9	26.4	22.4	23.3	22.1
血小板	×10³/μL	120〜350	377	361	330	268	268	308	272	287	299
好中球%	%	34.6〜71.4	81.7	76.5	71.5	74.6	74.6	72.4	67.2	63.7	66.6
リンパ球%	%	19.6〜52.7	14.2	15.4	18.1	14.8	14.8	15.1	13.3	14.5	14
単球%	%	2.4〜11.8	3.4	3.8	6.5	6	6	6	6.2	7.1	5.9
好酸球%	%	0.0〜7.8	0.6	3.8	3	4.2	4.2	6.2	13	14.2	13.2
好塩基球%	%	0.0〜1.8	0.1	0.5	0.9	0.4	0.4	0.3	0.3	0.5	0.3

表2 細菌培養検査結果（MIC値と判定）

MRCNS

検体	2013/5/27 静脈血		2013/5/27 IVHチューブ	
ABK	≦1		≦1	
ABPC	＞8	R	＞8	R
ABPC/SBT	16	R	≦8	R
CEZ	≦8	R	≦8	R
CLDM	≦0.5	S	≦0.5	S
CTM	≦8	R	≦8	R
EM	≦0.25	S	≦0.25	S
FMOX	＞16	R	8	R
FOM	≦4	S	≦4	S
GM	≦1	S	≦1	S
IPM/CS	＞8	R	＞8	R
LVFX	4	R	4	R
LZD	≦2	S	≦2	S
MINO	≦2	S	≦2	S
MPIPC	＞2	R	＞2	R
PCG	＞8	R	＞8	R
RFP	≦1	S	≦1	S
ST	≦1	S	≦1	S
TEIC	≦2	S	≦2	S
VCM	2	S	1	S

※MICの単位：μg/mL

設問1 薬物動態パラメータの母集団平均値を用いて，5月29日（水）からのTEICの初期投与計画を立ててください。薬物濃度測定のための採血はいつ行えばよいでしょうか。

ヒント TEICの効果は，トラフ濃度と関連します。MRCNSに対する目標トラフ濃度は明確ではありませんが，より確実に効果を得るため，MRSAに対する目標値10〜30 μg/mLの上方である20 μg/mL以上 を用いることが適当と考えられます。

当施設が薬物濃度測定を外注している臨床検査センターでは，月曜を除く平日および土曜日に測定が行われ，原則として採血日の翌日の午後に測定値が報告されます。また，薬剤部では，業務の都合上，土曜日にTDM業務を行っていません。以上の状況から初回採血実施日を提案してください。

TEICは消失半減期が長いため，最初から維持投与量で開始すると，目標濃度血中濃度に到達するまでに非常に長い時間を必要とします。本症例では，図2および図3に示すように投与開始前の5月28日（火）のクレアチニン値 1.04mg/dLを用いると，消失半減期のPPK平均値は約217時間

であり，200mg 24時間ごと投与で開始すると，治療域下限の10μg/mLに達するのに6日間かかると予測されます（図3）。

パラメータ要約	母集団平均値(a)
C₀ (mg/L)	0.001
CL (L/hr)	0.293
Vd (L)	91.880
Ka (/hr)	1.000
Ke (/hr)	0.003
T1/2 (hr)	217.088

図2 パラメータ要約シートのPPKパラメータ平均値

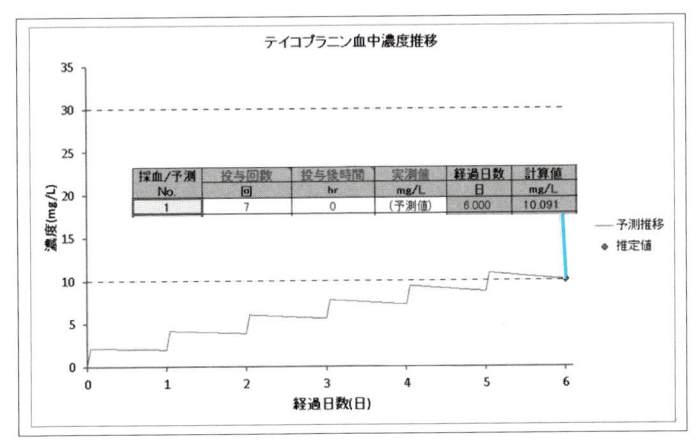

図3 投与設計シートで，200 mg×1投与とした場合の予測濃度推移グラフ

　そこで，早期に治療域まで血中濃度を上昇させ，治療効果を得るためには，負荷投与が必要となります。負荷投与後の血中濃度は分布容積の影響を大きく受けますが，TEICの分布容積は体重などから予測することが難しく，本ソフトウェアが採用している母集団平均値も体重や腎機能と関係なく91.880Lとなっています。また，抗菌薬TDMガイドラインでは少なくとも1回400mg，1日2回の2日間連続投与を推奨しています。そこで，本症例においても5月29日の夜から1回400mg，12時間ごとに4回の負荷投与を計画します。そして，菌血症のため比較的高い血中濃度が必要と考えられますので，目標トラフ濃度を治療域上方の20μg/mL以上としました。負荷投与終了後の6月1日（土）10：00の濃度は，図4と図5に示すように，治療域下方の15.3μg/mLと目標値をやや下回ると予想されます。

第3章 応用編：症例解析

投与履歴No.	初濃度C₀	0.001		経過日数	1.50 日	
投与履歴No.	投与日時 YYYY/M/D h:m	投与法	投与量 mg	投与間隔 hr	注入時間 hr	
1	2013/05/29(水) 22:00	点滴静注	400	0	1	
2	2013/05/30(木) 10:00	点滴静注	400	12	1	
3	2013/05/30(木) 22:00	点滴静注	400	12	1	
4	2013/05/31(金) 10:00	点滴静注	400	12	1	

図4

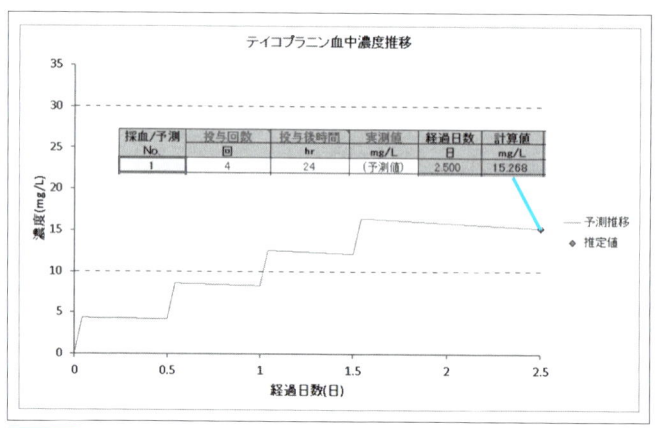

図5 投与履歴に2日間の 400mg×2の負荷投与を入力し，最終投与後24時間まで描画した予測濃度推移グラフ

　続いて血中濃度の評価時期を検討しますが，通常であれば投与開始3〜4日目に，負荷投与後に血中濃度が上昇したことを確認します。しかし，本症例においては6月1日（土）と6月2日（日）に採血しても，外注の薬物濃度測定を行うことができません。また，5月31日（金）に採血しても翌6月1日（土）は，業務の都合上，TDM業務を行うことができませんので，6月3日（月）に採血して翌6月4日（火）の午後報告される血中濃度を評価することが適当と判断しました。

　血中濃度予測値が治療域下方の値であり，6月1日（土）から維持投与量を仮に200mg 24時間ごと投与に減量するとさらに低い濃度推移が予想されるため（図6），治療効果が減弱する恐れがあること，一方，TEICは比較的安全性が高く，40μg/mL以上でも副作用の増加が報告されていないことから，初回の血中濃度評価までは400mg/dayで投与を継続することとしました。

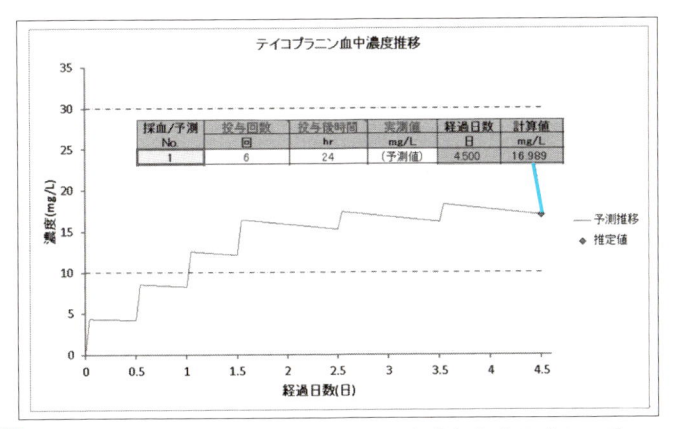

図6 投与投与履歴に2日間の400mg×2の負荷投与を入力し，その24時間後から2日間の200mg×1投与を入力した場合の予測濃度推移グラフ

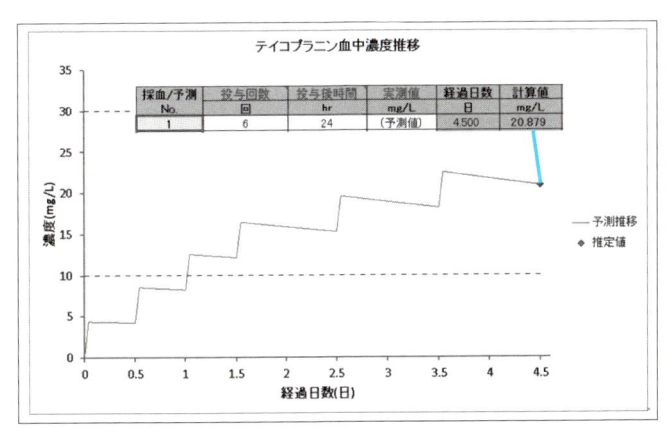

図7 投与履歴に2日間の400mg×2の負荷投与を入力し，その24時間後から2日間の400mg×1投与を入力した場合の予測濃度推移グラフ

　ところで，もし血中濃度評価を急ぐ必要があると判断して5月31日（金）に採血を行う場合には注意すべき点があります。それは，たとえ投与直前に採血しても前回の投与から12時間しか経過していないという点です。本ソフトウェアは1-コンパートメントモデルでグラフを作成していますが，TEICは3-コンパートメントモデルで表現される薬剤ですので，実際には図8に破線で示すような血中濃度推移をとります。血中濃度評価に用いるのは消失相（1-コンパートメントモデルで描画される血中濃度）ですが，投与から採血までの間隔が短くなるほど消失相の血中濃度と測定される血中濃度が高値となりモデルに当てはまらないため，その評価を誤る可能性があります。このような過誤を防止するために，抗菌薬TDMガイドラインでは最終投与から18時間以降の採血を推奨しています。

第 3 章　応用編：症例解析

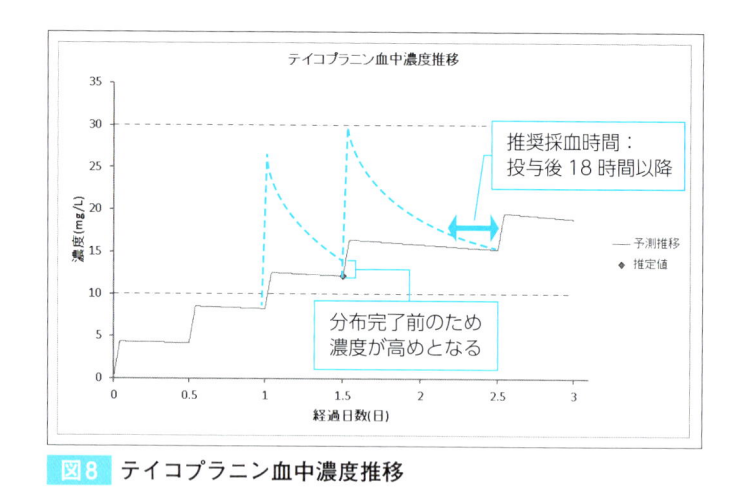

図8 テイコプラニン血中濃度推移

（グラフ内注釈：推奨採血時間：投与後18時間以降／分布完了前のため濃度が高めとなる／予測推移／推定値）

血清クレアチニン値を6月3日（月）の0.91mg/dL に入れ替え，モデルを選択し直し，次の投与履歴を入力します。

＜投薬履歴＞

5月29日　　22：00 〜　　TEIC 400mg　1時間注入
5月30日　　10：00 〜　　TEIC 400mg　1時間注入
5月30日　　22：00 〜　　TEIC 400mg　1時間注入
5月31日　　10：00 〜　　TEIC 400mg　1時間注入
6月 1日　　10：00 〜　　TEIC 400mg　1時間注入
6月 2日　　10：00 〜　　TEIC 400mg　1時間注入

＜採血時間・測定値＞

6月3日　10：00　　　23.5μg/mL ……投与直前

設問2　6月3日のTEICのTDMデータをベイジアン法で解析し，今後の投与計画を提案してください。

投与履歴と採血履歴（6回目の投与後24時間の値）を入力し，ベイズ推定を行います。母集団平均値を用いた予測曲線より，患者ベイズ推定値を用いた予測曲線が高くなっており，測定値の評価日である6月4日（火）には治療域上限付近の値に上昇していることがわかります。

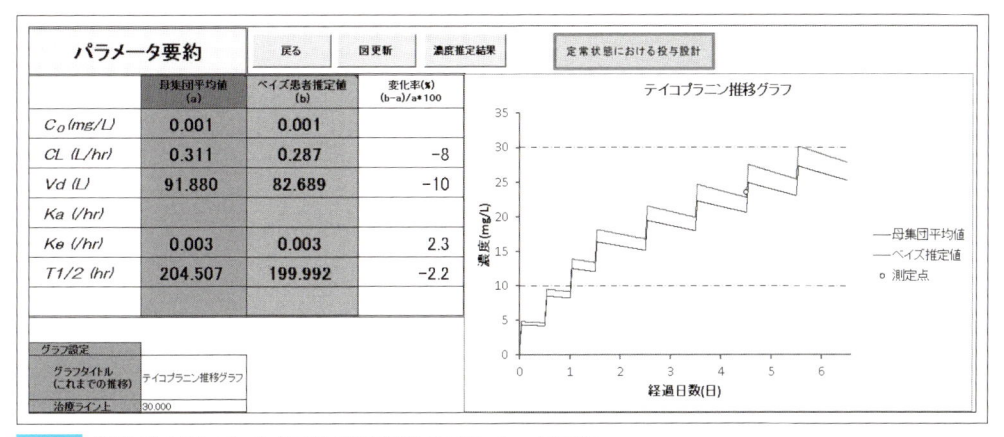

図9 測定値を用いたベイズ患者推定値のパラメータ要約

図10

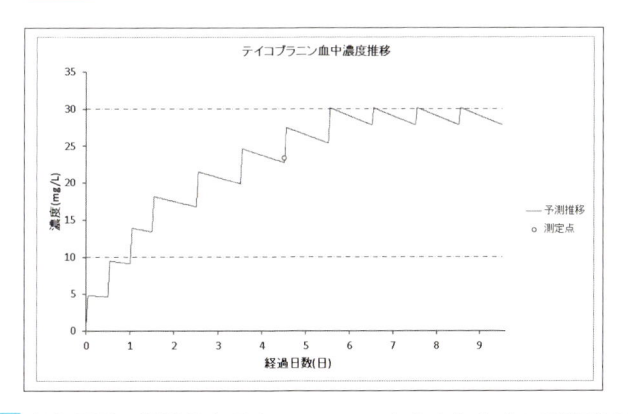

図11 投与設計に維持投与量を200mg×1と入力した時の予測濃度推移

このため，200mg×1への減量を検討します。

濃度推移は，治療域内上方付近を推移すると予想されるため200mg×1投与への減量を推奨しました。

小 括

　ベイズ推定は，患者情報入力と，薬物・モデルの選択を行った後，スケジュール入力において投与履歴，採血時刻および血中濃度の情報を入力して行います。解析結果として得られたCLとVdは，それぞれ母集団平均値からの変化率が10％前後のため，母集団平均値に近い薬物動態パラメータを示す症例であると考えられます。

　6月3日（月）に採血しましたが，血中濃度の測定値が報告されるのは6月4日（火）の投与が終了した後になりますので，6月4日（火）までは1日1回400mg投与で検討し，6月5日（水）以降の投与計画を考えました。高齢者の血流感染のため，ある程度高い濃度を維持したほうがよいと考えられますので，トラフ値20μg/mL以上を目標値として投与計画を立てました。投与を継続する場合は，1日1回200mgの投与で，トラフ値28μg/mL程度の濃度推移が得られると予想されます。また，MRCNSによるカテーテル関連血流感染で，CVカテーテルを抜去できる場合は，標準治療期間5〜7日で投与の終了を提案してもよいと考えます。

（小林 義和）

3-❺ アミカシンTDM実施症例

本症例のポイント

- 本剤を用いた投与設計および薬学的管理を行うための要確認事項を列挙できる。
- 抗菌薬TDMガイドラインのアミノグリコシドのポイントを説明できる。
- PK-PDパラメータに基づき初期投与設計を提案できる。
- 測定値が検出限界未満のとき、適切に解析し投与計画を提案できる。
- 点滴時間30分の標準化が推奨される理由を説明できる。

<患者>
18歳、男性、身長：161.7cm、体重：53.7kg（入院時）、職業：会社員、基礎疾患：特記事項なし

<現病歴>
2012年9月6日感冒症状あり、近医受診。肺炎の診断でアジスロマイシン（AZM）、セフジトレン（CDTR）を処方され経過をみていたが、39℃台の発熱は改善せず。

9月10日、当院外来を受診。血液検査にてWBC14.8×10³/μL、CRP29.8mg/dLと炎症所見高値。胸部X-p、CT上、気管支拡張およびニボー所見を認め肺化膿症の診断にて精査加療目的で同日入院。メロペネム（MEPM）とAZMでの治療開始となった。

9月14日、MEPMとAZMをスルバクタム/アンピシリン（SBT/ABPC）1回1.5g 1日4回に変更したが、9月11日に採取した喀痰から陽性桿菌（ノカルジア菌疑い）が検出され、その後、ノカルジアと同定された。

9月15日より、MEPM 1回0.5g 1日4回とアミカシン（AMK）に変更となった。

表1　陽性桿菌（ノカルジア疑い）の感受性

薬剤名		MIC	CLSI判定基準
PCG	=	0.05	NA
CTRX	=	0.5	NA
IPM・CS	=	0.13	NA
TAZ/PIPC	=	0.5	NA
AMK	=	4	NA
TEIC	=	0.25	NA
VCM	=	2	NA
CPFX	=	0.5	NA
AZM	≧	256	NA
SBT/ABPC	≦	0.06	NA
LVFX	=	0.5	NA
ST	=	4.75	NA

※MICの単位：μg/mL
　NA：Not Available（判定基準なし）

表2 検査所見

検査項目	単位	9月10日	9月11日	9月13日	9月18日	9月21日	9月24日	9月28日
ヘモグロビン	g/dL	16.4	15.1	15.1	15.5	15.0	15.4	15.6
ヘマトクリット	%	48.7	45.3	45.2	46.2	44.4	45.4	46.8
赤血球	$×10^4/\mu L$	551.0	510.0	510.0	529.0	508.0	518.0	534.0
MCV	fL	88.5	88.8	88.6	87.3	87.3	87.8	87.7
MCH	pg	29.8	29.5	29.5	29.3	29.6	29.8	29.2
血小板	$×10^4/\mu L$	23.5	22.2	30.8	42.3	42.1	43.7	31.7
MPV	fL	7.8	8.8	8.0	7.8	7.7	7.8	8.2
白血球	$×10^3/\mu L$	14.8	12.8	6.7	4.0	3.3	4.2	3.5
Band	%	1.0	1.0					
Seg	%	88.0	81.0	79.0	55.6	59.1	54.5	56.6
Eosino	%	0.5	0.5	2.3	1.9	2.7	4.7	3.8
Baso	%	0.0	0.0	0.4	0.7	0.9	1.3	1.1
Monocyte	%	8.5	13.0	7.4	9.2	9.8	9.8	9.9
Lymphocyte	%	2.5	4.5	10.9	32.6	27.5	29.7	28.6
乳び		(−)	(−)	(−)	(−)	(−)	(−)	(−)
溶血		(−)	(−)	(−)	(−)	(−)	(−)	(−)
黄疸		(−)	(−)	(−)	(−)	(−)	(−)	(−)
尿素窒素	mg/dL	15.1	10.3	10.9	13.2	10.9	12.0	10.8
クレアチニン	mg/dL	0.83	0.70	0.60	0.62	0.63	0.61	0.65
成人eGFR	mL/min/1.73m^2	103.8	125.0	148.0	142.8	140.3	145.3	135.6
総タンパク	g/dL	7.5	6.5	6.7	7.0	6.9	7.0	7.0
アルブミン	g/dL	3.8	3.3	3.3	3.9	3.9	4.1	4.2
グロブリン	g/dL	3.7	3.2	3.4	3.1	3.0	2.9	2.8
A/G比		1.0	1.0	1.0	1.3	1.3	1.4	1.5
AST	IU/L	18	23	41	54	46	42	54
ALT	IU/L	15	13	36	58	68	56	62
LDH	IU/L	236	435	383	220	199	231	193
CRP	mg/dL	29.8	24.1	7.8	0.7	0.3	0.2	0.1
PCT	ng/dL	0.34		0.07	0.30		0.02	
尿中肺炎球菌			(−)					
尿中レジオネラ			(−)					
体温	℃	38.8	38.5	38.1	37.8	37.5	36.3	36.7
SpO$_2$	%	93		96				

> **設問1** 今後の薬物治療について主治医へ提案するために，薬剤師として不足している，または，必要な情報を考察してください。

ヒント 診療録には記載されている情報，記載されていない情報が隠されており，それを知らずに薬物治療に関与してしまい，後で取り返しのつかない事態とならないように情報を収集し整理しました。

　体格が年齢相当か，好発年齢での発症か（診断は確定診断か疑いか？），周囲に同じ症状をもつ人の有無や，水分のIN-OUTバランス，入院後の体重の変化，相互作用の可能性のある併用薬など

は要確認事項です。

また，開始した抗菌薬治療は必ず終了となります。抗菌薬治療の終了時期を想定した治療開始が漫然とした長期投与を防止することにつながります。加えて，今後の薬物動態に影響を与えそうな医療行為の有無（造影CTや心機能などの検査の予定）も確認しました。

> **設問2** AMKの投与設計をする場合，初期投与量や点滴速度と今後の採血のタイミングなどの注意点を考察してください。

ヒント 抗菌薬TDMガイドラインに準じた初期投与設計を推奨しました。

初期投与設計に用いる体重と投与量について，抗菌薬TDMガイドラインの記載は，

---
5. 初期投与設計（投与方法；投与量，投与間隔）
Executive summary
a. 理想体重に基づいて投与設計を行う。病的肥満患者では補正体重を用いる（B-Ⅱ）。
b. 初期投与量
  1) AMK；1回15mg/kgを24時間毎に投与する（B-Ⅱ）。

であり[1]，本症例の理論上の1回投与量は，53.7kg×15mg/kg=805.5mgとなります。

医師と協議の結果，患者の年齢や腎機能と膿瘍の存在を考慮し，MEPM併用下でAMKの1回量は15mg/kg相当の800mgとしました。

「1. 患者情報入力」で，患者の性別，年齢，身長，体重を入力し，投与日直近9月13日のクレアチニン値を入力します。なお，分布容積の補正を要する体重の変化および腎機能の低下はありませんでした。

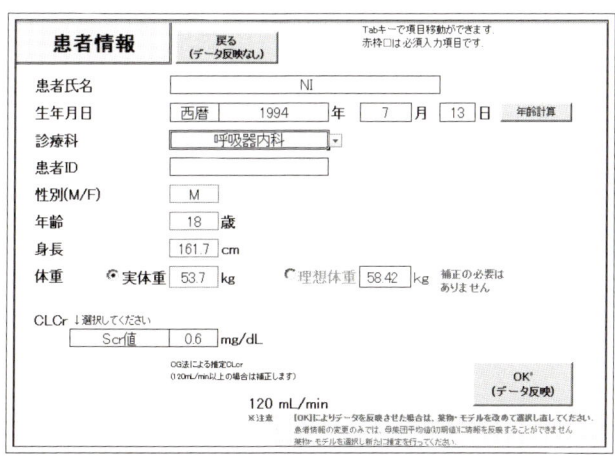

図1 本症例の患者情報入力画面

「2.薬物・モデルの選択」で，［アミカシン］を選択しパラメータ要約を確認すると，母集団平均値は図2のように表示されます。トラフ値が上昇すると腎機能障害の発生頻度が高まるため，トラフ値が検出限界以下に低下する投与間隔を検討します。半減期$T_{1/2}$（時間）の5倍（11.63時間）経過すればAMKのほぼすべてが尿中に排泄されると予想されることから，1日1回投与により安全に投与できると判断しました。点滴時間は30分を推奨しましたが，医師のオーダーは1時間となりました。

「3.スケジュール入力」で1日1回 800mgを3回入力します。

図2 パラメータ要約における母集団平均値

図3 本症例のスケジュール画面

入力完了後，「6.投与設計」で履歴の複写を行います。さらに，「採血／予測」欄に投与回数3（回）と1（hr）および投与回数3（回）と24（hr）を入力し，使用パラメータ欄が母集団値となっていることを確認して［図・測定値 更新］ボタンを押します。

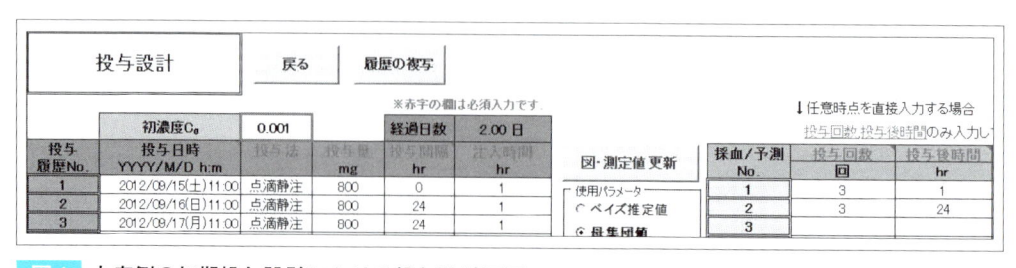

図4 本症例の初期投与設計における投与設計画面

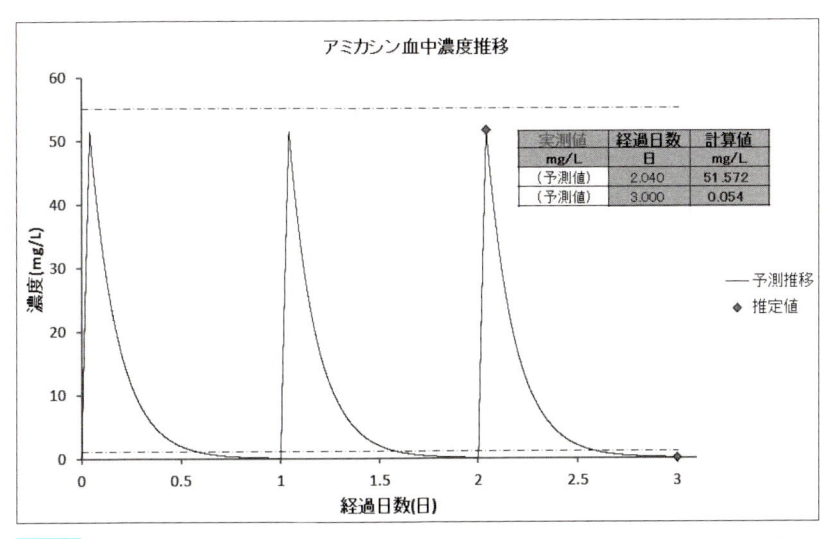

図5 母集団平均値での血中濃度予想曲線（1回800mg 1時間点滴，24時間ごと投与）

抗菌薬TDMガイドラインでは，点滴開始から1時間の分布終了後の臨床的なピーク値（Cpeak）55〜64μg/mL，投与直前のトラフ値＜1μg/mLが目標濃度範囲とされています。また，臨床効果と細菌学的効果と関連するPK-PD指標は，

---
2. PK-PD
Executive summary
臨床効果および細菌学的効果は，Cpeak/MICまたはAUC/MICと相関する。AMK，GM，TOBではCpeak/MIC≧8-10が必要とされている（B-Ⅱ）。

であり[1]，ピーク値の予想濃度51.6μg/mLと目標濃度範囲より低いものの目標PK-PD指標は達成できるため，適切な投与法と考えられました。

実際の投与法と開始4日目の血中濃度は以下のとおりでした。

＜投薬履歴＞
9月15日　11：00〜　アミカシン 800mg（1.0時間注入）×1　24時間ごと投与

＜採血時間・測定値＞
9月18日　10：59　　＜0.8μg/mL　…投与直前
9月18日　12：00　　36.3μg/mL

第3章 応用編：症例解析

設問3 9月18日のAMKのTDMデータをベイジアン法で解析し，今後の投与計画を提案してください。その際，目標とするPK-PDパラメータも検討してください。

ヒント ピーク値は予測より低い値でした。また，トラフ値は検出限界値未満と定量値ではないことに注意してください。投与計画は，ピーク値とトラフ値の目標濃度範囲，ピーク値/MIC，患者の全身状態を含む改善状況（反応）の評価に基づいて提案します。

投与履歴と採血履歴を入力して，ベイズ推定を行います。この際，トラフ値の入力に注意してください。トラフ値は＜0.8μg/mLですが，ここで検出限界値の0.8を入力すると計算結果は図6に示すように，ベイズ患者推定値の半減期が母集団平均値よりかなり長くなります。

なお，図6のグラフ設定の治療ライン上・下に入力した55および1は，1日1回投与法のピーク値の目標濃度範囲の下限値およびトラフ値の目標濃度範囲の上限値であり，本シートのグラフと他のグラフにこれらの濃度に対応する破線が表示されます。

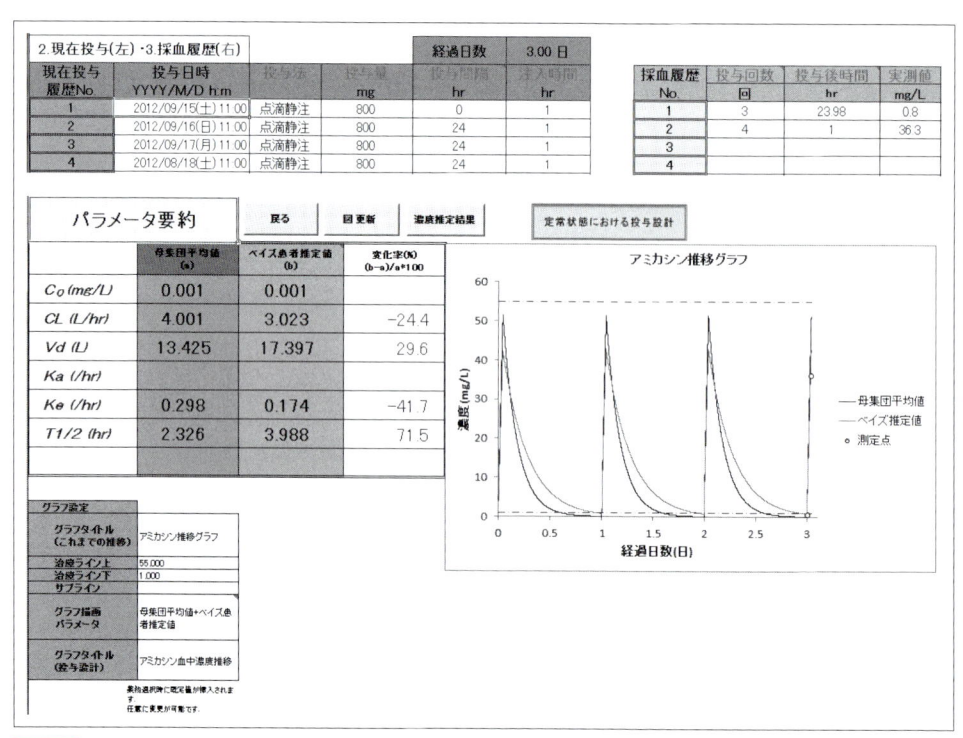

図6 トラフ値を0.8μg/mLとした場合のベイズ推定結果

検出限界値未満のトラフ値は，0〜0.7μg/mLの半定量値のため，ピーク値のみ入力するほうがよいでしょう。ピーク値のみ入力した場合，投与3回目の23.98時間後のトラフ値は，0.04μg/mLと予想されます（図7）。

また，ピーク値が目標濃度より低かったため，再度，30分点滴を推奨しました。この変更により図7に示すように，ピーク値が38.8μg/mLとなり，ピーク値/MIC = 38.8/4 = 9.7≧8となり，臨床効果および細菌学的効果が期待できると予測されました。

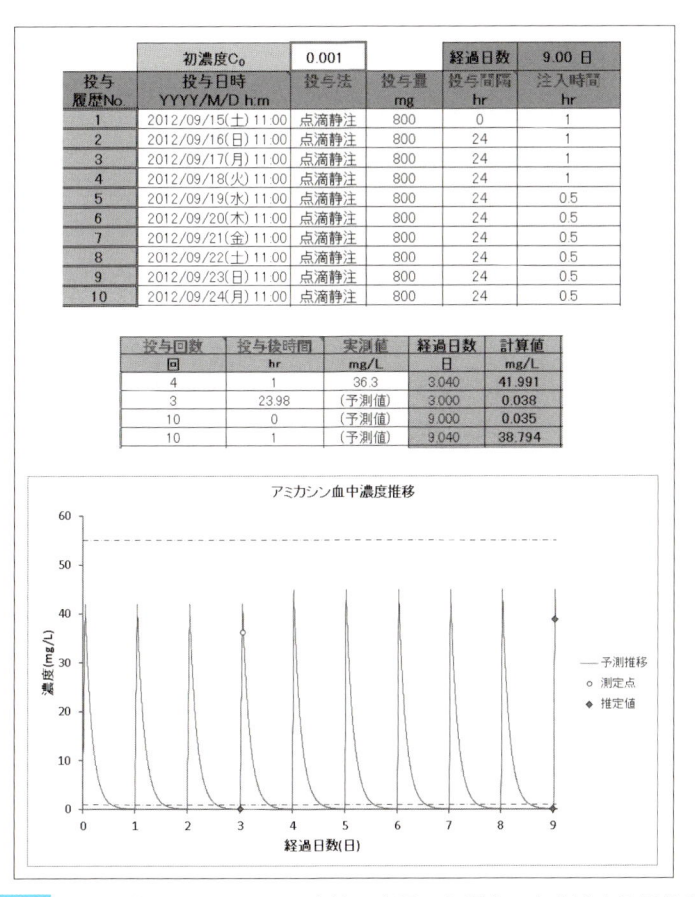

図7 ピーク値のみ入力し30分点滴に変更した場合の血中濃度予想曲線

小括

　AMKを含むアミノグリコシド系抗菌薬は，ピーク値が有効性，トラフ値が安全性の評価指標となるため，両ポイントが目標濃度範囲となるように投与設計を行います。ピーク値は，腎機能正常者では体重または補正体重当たりの投与量に比例しますが，わが国の添付文書記載の用法・用量は体重当たりの投与量となっていないばかりか，旧来の投与法である1日2〜3回分割投与法が記載されています。このため，この投与法が薬物療法の有効性と安全性を担保していないことを理解して，抗菌薬TDMガイドライン記載の初期投与設計法を提案することになります。

　ただし，原因菌のAMKに対するMICが高値の場合，ピーク値/MIC≧8〜10を達成するための投与量が1回15mg/kgを大きく上回ることがあります。例えば，もしMIC＝8μg/mLであった場合，ピーク値はその8倍〜10倍の64〜80μg/mL必要ですが，本症例に当てはめると1回21〜27mg/kgと大量投与となります。したがって，MIC高値の場合は，他剤への変更を含め抗菌薬による治療法を再考する必要があります。

　本節で述べたように，点滴時間を30分にする標準化は，点滴中に消失する薬物の割合が低下するため，同じ投与量でもピーク値を上昇させる効果的な方法です。

　一方，目標PK-PD指標を満たし，臨床効果が得られているにもかかわらず，ピーク値を目標濃度範囲とするためだけに増量することは推奨できません。ピーク値やトラフ値を目標濃度範囲または治療域に入れることが目標ではなく，患者の状況を改善することが最優先であることを忘れずにTDMを行ってください。

参考文献
1) 日本化学療法学会抗菌薬TDMガイドライン作成委員会，日本TDM学会TDMガイドライン策定委員会—抗菌薬領域—：抗菌薬TDMガイドラインExecutive summary（http://www.chemotherapy.or.jp/guideline/tdm_executive-summary.pdf）

（西 圭史）

3-6 ジゴキシンTDM実施症例(1)

本症例のポイント

- 散剤と錠剤の生物学的利用率が異なることを考慮する必要がある。
- 心不全患者では予後良好な低濃度域(0.5〜0.9 ng/mL)に維持する必要がある。
- 休薬は血中濃度を速やかに低下させるために有効である。

<患者>
93歳，男性，身長：150 cm，体重：36.2 kg

<現病歴>
4月20日より無呼吸がみられ，4月22日に肺炎および脳梗塞の診断で入院となった。心不全があり，心房細動により心拍数が130〜140台に上昇していたため，ジゴキシンの投与が開始された。その後も心房細動は出現し続けている。

<既往歴>
パーキンソン病，認知症

<心拍数>
4月22〜23日　　110〜120台
4月24日　　　　80〜100台
4月25日〜　　　70〜80台

表1　検査所見

検査項目	単位	基準値	4月22日	4月23日	4月25日	4月27日
総ビリルビン	mg/dL	0.2〜1.2	0.48	0.59	1.05	1.27
GOT	U/L	12〜33	32	43	39	41
GPT	U/L	5〜35	36	39	36	39
LDH	U/L	80〜200	244	378	340	343
ALP	U/L	130〜350	194	196	195	196
γ-GTP	U/L	10〜63	9	11	9	9
コリンエステラーゼ	IU/mL	3.4〜6.7	2.15		2.03	
総タンパク	g/dL	6.7〜8.3	7.6	8.1	7.5	7.3
アルブミン	g/dL	3.8〜5.3	2.5	2.6	2.4	2.4
尿素窒素	mg/dL	8〜20	49	44.4	27.9	26.3
クレアチニン	mg/dL	0.5〜1.2	1.07	1.17	1.24	1.23
ナトリウム	mEq/L	137〜149	134	134	136	135
カリウム	mEq/L	3.6〜5.0	5.6	5.2	3.8	3.6
クロール	mEq/L	98〜110	101	98	101	99

患者情報を入力します。薬物は［ジゴキシン］，モデルは［日本人］，心不全の有無は［有り］，BUN上昇の条件は［満たさない］を選択します。

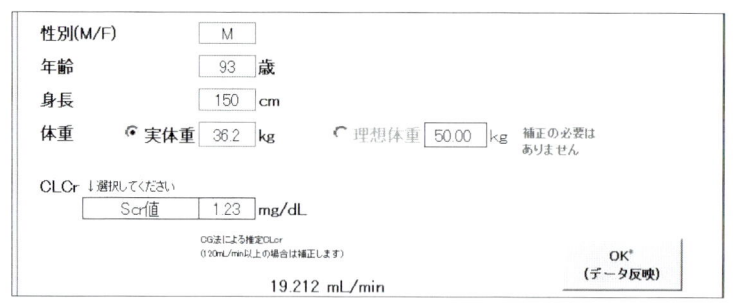

図1　患者情報入力画面

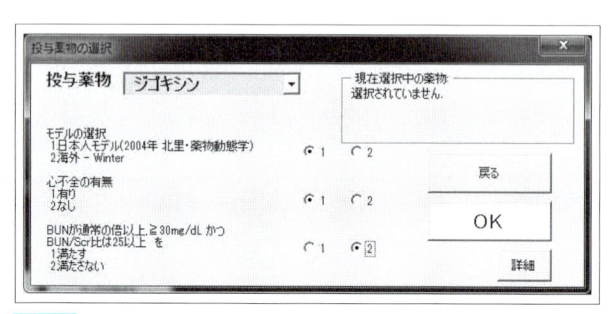

図2　薬物・モデルの選択

<投薬履歴>

4月22日	23：00	ジゴシン®（ジゴキシン）注	0.25mg	iv	
4月23日	14：00	ジゴシン®注	0.25mg	iv	
4月24日	10：00	ジゴシン®注	0.25mg	iv	
4月25日〜		ジゴシン®1,000倍散	0.125mg	分1　朝食後（9：00）内服	

<併用薬>

ワーファリン®（ワルファリンカリウム）錠（投与簿）

ワソラン®（ベラパミル）錠40mg　3錠（分3）毎食後（4月28日から中止）

ビタメジン®*1 1V＋ガスター®（ファモチジン）20mg＋5%ブドウ糖注射液500mL

ヘパリンプロトコール

ミノマイシン®（ミノサイクリン）点滴静注用100mg＋生理食塩注射液50mL×2

モダシン®（セフタジジム）静注用1g＋生理食塩注射液50mL×2

ラシックス®（フロセミド）錠10mg

グリセオール®*2 200mL×2

*1　リン酸チアミンジスルフィド・ピリドキシン塩酸塩（ビタミンB$_6$）・シアノコバラミン（ビタミンB$_{12}$）複合剤
*2　グリセリン・果糖 配合剤

> **設問1** OptjpWinSの投与履歴に入力するジゴキシン1,000倍散の量はいくらでしょうか？

ヒント 散剤の生物学的利用率（F）は錠剤の74.6％と報告されていますが[1]，本ソフトウェアは錠剤のF＝0.755が設定されています。このため，散剤の投与量は，0.125（mg）ではなく，0.125mg×0.746＝<u>0.09325</u>（mg）を入力してください。

現在投与履歴No.	投与日時 YYYY/M/D h:m	投与法	投与量 mg	投与間隔 hr	注入時間 hr
1	2013/04/22(月) 23:00	静注	0.25	0	
2	2013/04/23(火) 14:00	静注	0.25	15	
3	2013/04/24(水) 10:00	静注	0.25	20	
4	2013/04/25(木) 09:00	経口	0.09325	23	
5	2013/04/26(金) 09:00	経口	0.09325	24	

経過日数 3.42 日

採血履歴No.	投与回数 回	投与後時間 hr	実測値 ng/mL
1	5	24	2

図3 スケジュール入力

＜採血時間・測定値＞
4月27日　9：00　2.0 ng/mL　…投与直前

> **設問2** 適切と思われる投与計画とその推奨理由を述べてください。

ヒント 心不全患者で予後良好な目標濃度範囲は，0.5〜0.9ng/mLとされています[2]。

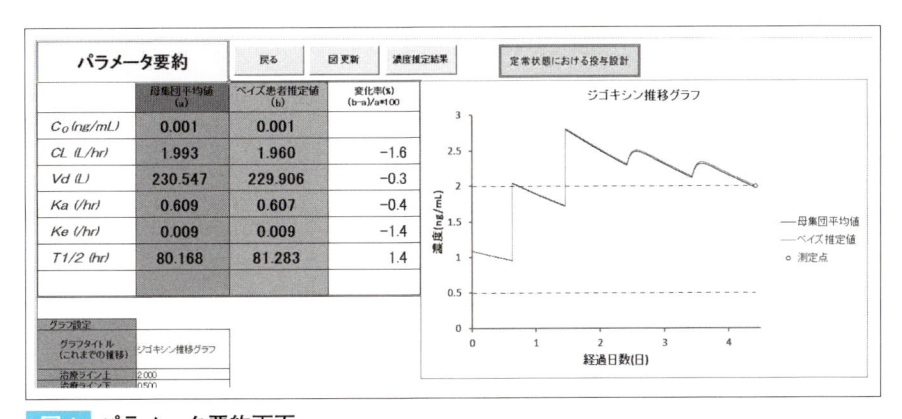

パラメータ要約	母集団平均値 (a)	ベイズ患者推定値 (b)	変化率(%) (b-a)/a*100
C_0 (ng/mL)	0.001	0.001	
CL (L/hr)	1.993	1.960	-1.6
Vd (L)	230.547	229.906	-0.3
Ka (/hr)	0.609	0.607	-0.4
Ke (/hr)	0.009	0.009	-1.4
T1/2 (hr)	80.168	81.283	1.4

図4 パラメータ要約画面

心拍数は4月25日以降正常化していますが，ジゴキシン血中濃度は従来の治療域0.5～2.0ng/mLを超えています（図4）。ヒントに示した心不全患者の治療域に設定するため，定常状態の投与設計ボタンを押して検討すると，現在の1回投与量であるジゴキシン散剤 0.125mgを48時間ごとに投与することが適当であることがわかります（図5）。

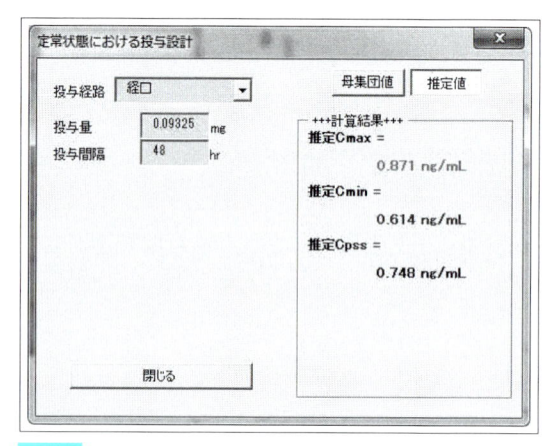

図5 定常状態における投与設計

この濃度範囲に速やかに低下させるためには，5日間休薬後，ジゴシン1,000倍散0.125mgを48時間ごとに投与することが推奨されます。

図6 投与設計の投与履歴入力画面

6回目の投与は，前回の投与から5日間休薬し，144時間（6日）目に行い，以後48時間ごと投与とします。［図・測定値　更新］ボタンを押して，この投与履歴のグラフを作成します。

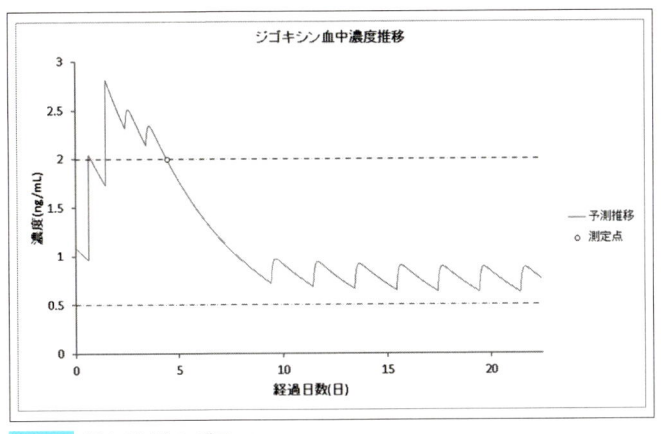

図7 投与設計のグラフ

小括

　心拍数増加のためジゴキシンが開始されましたが，心拍数の増加は肺炎による発熱が影響した可能性があります。このため，しばらくはジゴキシンを継続してもよいと思われますが，ジゴキシン投与の要否を検討する必要があると思われます。

　本症例では，散剤の生物学的利用率が低いことを考慮して解析し，ジゴキシン血中濃度が心不全患者で予後良好とされる低濃度域となるように休薬と投与間隔の延長を行いました。

　また，肝機能および腎機能検査値の変動がみられていることから，今後の検査値の推移に注意する必要があります。

参考文献
1) 堀良平，ほか：日本人における薬物動態母集団パラメータの推定（1）：ジゴキシン．TDM研究，11：7-17，1994
2) Adams KF, et al: Gheorghiade M. Relationship of Serum Digoxin Concentration to Mortality and Morbidity in Women in the Digitalis Investigation Group Trial; A Retrospective Analysis. J Am Coll Cardiol, 46：497-504, 2005

（篠崎 公一）

3-7 ジゴキシンTDM実施症例(2)

本症例のポイント

・併用薬の相互作用により,血中濃度が変動する可能性を考慮する。
・うっ血性心不全の既往の有無により,目標血中濃度が異なる。

<患者>

86歳,女性,身長:145 cm,体重:39.7 kg

<現病歴>

食道がん術後,脳梗塞,感染性心内膜炎,うっ血性心不全,心房細動の既往がある患者。2月9日より誤嚥性肺炎と診断され,抗菌薬投与にて経過をみられていた。3月9日ごろより頻脈性心房細動が認められたため,ジゴシン®(ジゴキシン)静注およびワソラン®(ベラパミル塩酸塩)持続静注が投与開始された。頻脈の改善がみられ,4月10日よりジゴキシンは中止されていた。その後,心拍数が110台へ上昇し,4月21日よりジゴキシン 0.125mg 24時間ごと静注で投与が再開された。ジゴキシン投与再開時点での血中濃度は0.3ng/mLと測定された。

5月1日の心拍数は60～80台となり,ジゴキシン血中濃度は2.0ng/mLであった。5月2日に嘔吐がみられている。

表1 検査所見

検査項目	単位	基準値	4月23日	4月26日	5月1日	5月7日	5月14日	5月21日	5月24日
総ビリルビン	mg/dL	0.2～1.2	0.43	0.37	0.35	0.37	0.39	0.32	0.33
GOT	U/L	12～33	16	17	19	20	20	20	22
GPT	U/L	5～35	17	19	22	19	19	23	26
LDH	U/L	80～200	164	175	189	184	179	158	210
ALP	U/L	130～350	323	321	310	333	417	526	612
γ-GTP	U/L	10～63	71	70	66	92	130	156	192
総タンパク	g/dL	6.7～8.3	5.5		5.5	5.1	5.4	5.5	
アルブミン	g/dL	3.8～5.3	2.5		2.4	2.4	2.4	2.3	
A/G		1.3～2.2	0.88		0.77	0.89	0.8	0.72	
尿素窒素	mg/dL	8～20	23.3	22.2	20.5	21.1	21.3	20.6	19.6
クレアチニン	mg/dL	0.5～0.9	0.81	0.87	0.72	0.69	0.75	0.77	0.77
ナトリウム	mEq/L	137～149	139	142	138	137	136	135	136
カリウム	mEq/L	3.6～5.0	4.2	4.4	4.3	4	4.6	4.5	4.6
クロール	mEq/L	98～110	104	105	102	102	98	98	98
CRP	mg/dL	≦0.3	4.8	3.18	3.58	2.3	3.36	5.33	4.82
白血球数	×10³/μL	3.6～8.0	11.81	10.1	11.8	13.66	10.27	9.55	9.96
赤血球数	×10⁶/μL	3.8～4.8	2.66	2.72	2.68	2.68	2.67	2.6	2.77
ヘモグロビン	g/dL	11～15	9.1	9.3	9.2	9.3	9.2	9	9.6
ヘマトクリット	%	36～46	27.9	28.9	28.2	28.1	28	27	29.2
MCV	fl	87～99	104.9	106.3	105.2	104.9	104.9	103.8	105.4
MCH	pg	27～38	34.2	34.2	34.3	34.7	34.5	34.6	34.7
MCHC	%	32～36	32.6	32.2	32.6	33.1	32.9	33.3	32.9
血小板	×10³/μL	120～350	162	161	147	129	146	175	171
好中球	%	34.6～71.4	89.3	88.5	91.1	93.6	88.8	87.14	

<投薬履歴>
4月21日　10：00～　ジゴシン®（ジゴキシン）　0.125mg 静注　24時間ごと

<併用薬>

エルネオパ®2号*1 1,000mL＋ミノフィット®*2 80mL＋KCL注20mEq

イントラリポス®（ダイズ油）輸液20％ 100mL

ラクテックD®（5％ブドウ糖加乳酸リンゲル液）補液 500mL

ワソラン®（ベラパミル塩酸塩）注射液20mg＋生理食塩液40mL（5mL/hr持続）

ラシックス®（フロセミド）注射液20mg

ソルダクトン®（カンレノ酸カリウム）注射液100mg＋生理食塩液50mL

オメプラール®（オメプラゾール）注20mg＋5％糖液500mL

クラビット®（レボフロキサシン）点滴静注バッグ500mg

<採血時間・測定値>

4月21日　10：00　0.3μg/mL　…投与直前
5月1日　14：00　2.0μg/mL

> **設問1**　5月1日のジゴキシンのTDMデータをベイジアン法で解析し，目標PK-PD指標に基づき投与計画を提案してください。また，薬物動態パラメータの母集団平均値とベイズ患者推定値が大きく異なることを確認し，その理由を説明してください。

ヒント　ジゴキシンの排泄経路の1つとして，P-糖タンパク輸送系を介した尿細管分泌があり，糸球体濾過による排泄と合わせ，大部分が未変化体として尿中に排泄されます。

また，一般的にジゴキシンの有効血中濃度はトラフ値において，0.5～2.0ng/mLとされています。近年では，うっ血性心不全症例の場合は，副作用軽減，長期予後を目的に，有効血中濃度が見直されています。

栄養状態，年齢を考慮すると血清クレアチニン値を利用したCockcroft-Gault式で求められるクレアチニンクリアランスをどのように評価する必要があるでしょうか。

---

*1　アミノ酸・糖・電解質・ビタミン・微量元素製剤
*2　グリチルリチン・グリシン・システイン配合剤

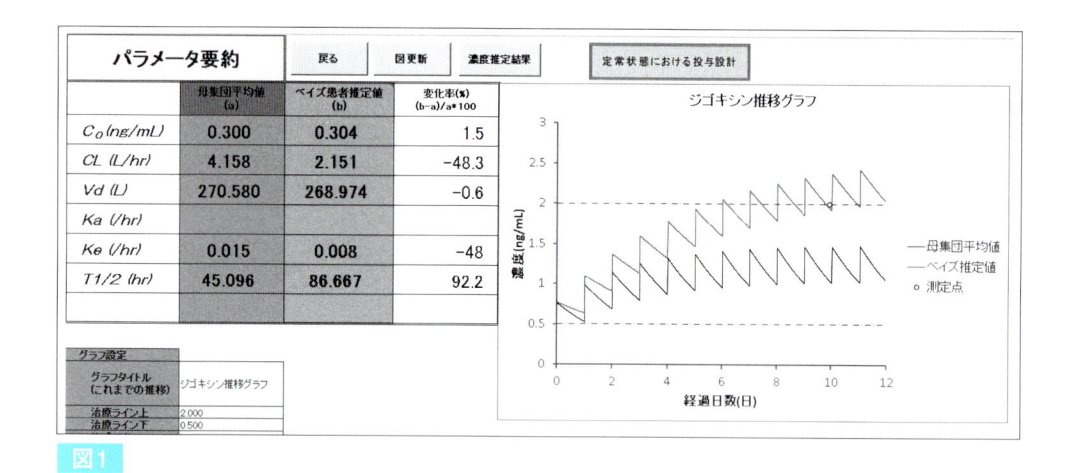

パラメータ要約	母集団平均値 (a)	ベイズ患者推定値 (b)	変化率(%) (b-a)/a*100
C_0 (ng/mL)	0.300	0.304	1.5
CL (L/hr)	4.158	2.151	-48.3
Vd (L)	270.580	268.974	-0.6
Ka (/hr)			
Ke (/hr)	0.015	0.008	-48
T1/2 (hr)	45.096	86.667	92.2

図1

　心拍数コントロールを目的にジゴキシンと併用されることの多いベラパミルは，P-糖タンパク阻害作用を有し，相互作用によりジゴキシンクリアランスを約75％に低下させるため，ジゴキシン血中濃度を上昇させることがあります。

　また，血清アルブミン値が低値を示しており，高齢かつ栄養状態不良によるクレアチニン生成量の低下があると思われますが，血清クレアチニン値は正常値です。実際にはクレアチニン排泄能の低下があると想定されるため，Cockcroft-Gault式による推定クレアチニンクリアランスは過大評価されている可能性が考えられます。

　今回測定されたジゴキシン血中濃度は2.0ng/mLであり，一般的なジゴキシンの有効トラフ血中濃度は0.5〜2.0ng/mLであるため，治療域上限付近の値となります。しかし，うっ血性心不全症例においては血中濃度を1.2ng/mL以上に上げても，治療効果の増強は得られず，逆に毒性リスクが高まり，長期予後が不良となることが知られています。近年では，慢性心不全患者に対する治療域は0.5〜0.9ng/mLと考えられていますので，本症例においては，現在の用量から減量する投与設計を行う必要があります。

3-❼ ジゴキシン TDM 実施症例(2)

	初濃度C₀	0.304		経過日数	33.00 日
投与履歴No.	投与日時 YYYY/M/D h:m	投与法	投与量 mg	投与間隔 hr	注入時間 hr
1	2012/04/21(土) 10:00	静注	0.125	0	
2	2012/04/22(日) 10:00	静注	0.125	24	
3	2012/04/23(月) 10:00	静注	0.125	24	
4	2012/04/24(火) 10:00	静注	0.125	24	
5	2012/04/25(水) 10:00	静注	0.125	24	
6	2012/04/26(木) 10:00	静注	0.125	24	
7	2012/04/27(金) 10:00	静注	0.125	24	
8	2012/04/28(土) 10:00	静注	0.125	24	
9	2012/04/29(日) 10:00	静注	0.125	24	
10	2012/04/30(月) 10:00	静注	0.125	24	
11	2012/05/01(火) 10:00	静注	0.125	24	
12	2012/05/02(水) 10:00	静注	0.125	24	
13	2012/05/04(金) 10:00	静注	0.125	48	
14	2012/05/06(日) 10:00	静注	0.125	48	
15	2012/05/08(火) 10:00	静注	0.125	48	
16	2012/05/10(木) 10:00	静注	0.125	48	
17	2012/05/12(土) 10:00	静注	0.125	48	
18	2012/05/14(月) 10:00	静注	0.125	48	
19	2012/05/16(水) 10:00	静注	0.125	48	
20	2012/05/18(金) 10:00	静注	0.125	48	
21	2012/05/20(日) 10:00	静注	0.125	48	
22	2012/05/22(火) 10:00	静注	0.125	48	
23	2012/05/24(木) 10:00	静注	0.125	48	

図2

　今回は，ジゴキシンの投与量は変更せず，投与間隔を24時間ごとから48時間ごとへ延長する投与方法を採用しています．血中濃度が中毒域にある場合は，血中濃度を早急に下げるため一定期間投与を中止し，再開時期を検討することも重要です．

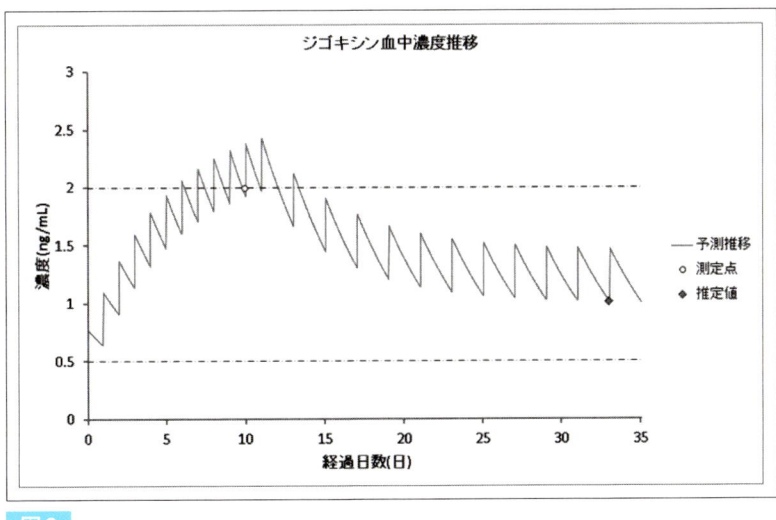

図3

設問2 5月3日のジゴキシンは投与を中止し，5月4日からジゴキシン0.125mg 48時間ごと日静注へ投与方法が変更となりました．解熱し，心拍数60台と頻脈が改善傾向となり，5月24日に測定されたジゴキシン血中濃度は1.2ng/mLでした．再度ジゴキシンのVd，CLを求め，投与計画を提案してください．

＜投薬履歴＞

5月4日　10：00～　ジゴシン®（ジゴキシン）　0.125mg　静注 48時間ごと

＜採血時間・測定値＞

5月24日　8：30　　1.2μg/mL

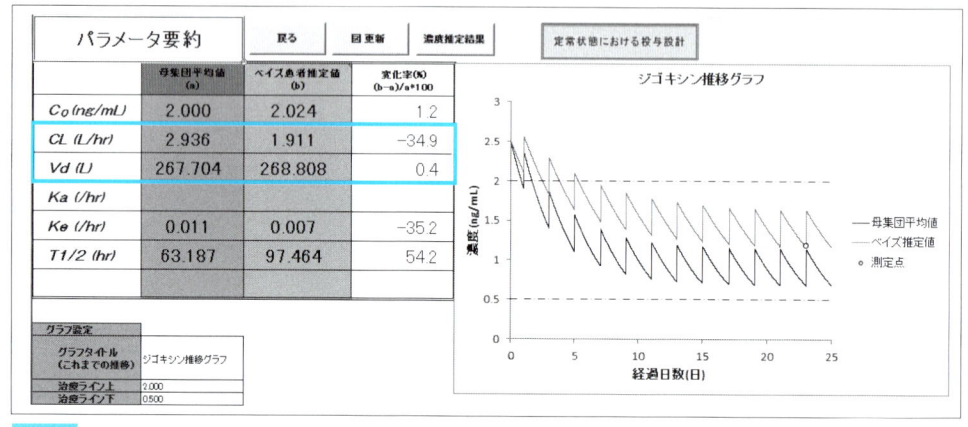

パラメータ要約	母集団平均値 (a)	ベイズ患者推定値 (b)	変化率(%) (b-a)/a*100
C₀ (ng/mL)	2.000	2.024	1.2
CL (L/hr)	2.936	1.911	-34.9
Vd (L)	267.704	268.808	0.4
Ka (/hr)			
Ke (/hr)	0.011	0.007	-35.2
T1/2 (hr)	63.187	97.464	54.2

グラフ設定
グラフタイトル（これまでの推移）：ジゴキシン推移グラフ
治療ライン上：2.000
治療ライン下：0.500

図4

　設問1で算出された薬物動態パラメータと比べると，Vdにあまり変化はありませんが，CLは母集団平均値・ベイズ推定値ともに低い値を示しています．設問2においては，感染状態に起因する頻脈が改善しており，循環動態が安定したことでCLに変化がみられたと考えられます．急性期状態での患者パラメータは不安定であるため，用量変更した場合は，特に血中濃度を再測定する必要があります．

　5月24日のトラフ値は1.2ng/mLのため，目標トラフ濃度を0.5～0.9ng/mLとし，さらに減量もしくは投与間隔を延長して投与設計を行います．48時間ごとから72時間ごとへ投与間隔を変更し，定常状態における血中濃度は0.696ng/mLと予測されます．最終的なジゴキシン注の維持用量は0.125mg 72時間ごと投与としました．

3-❼ ジゴキシン TDM 実施症例（2）

		初濃度C₀	2.024		経過日数	59.00 日
投与履歴No.	投与日時 YYYY/M/D h:m	投与法	投与量 mg	投与間隔 hr	注入時間 hr	
1	2012/05/01(火) 10:00	静注	0.125	0		
2	2012/05/02(水) 10:00	静注	0.125	24		
3	2012/05/04(金) 10:00	静注	0.125	48		
4	2012/05/06(日) 10:00	静注	0.125	48		
5	2012/05/08(火) 10:00	静注	0.125	48		
6	2012/05/10(木) 10:00	静注	0.125	48		
7	2012/05/12(土) 10:00	静注	0.125	48		
8	2012/05/14(月) 10:00	静注	0.125	48		
9	2012/05/16(水) 10:00	静注	0.125	48		
10	2012/05/18(金) 10:00	静注	0.125	48		
11	2012/05/20(日) 10:00	静注	0.125	48		
12	2012/05/22(火) 10:00	静注	0.125	48		
13	2012/05/24(木) 10:00	静注	0.125	48		
14	2012/05/27(日) 10:00	静注	0.125	72		
15	2012/05/30(水) 10:00	静注	0.125	72		
16	2012/06/02(土) 10:00	静注	0.125	72		
17	2012/06/05(火) 10:00	静注	0.125	72		
18	2012/06/08(金) 10:00	静注	0.125	72		

図5

図6

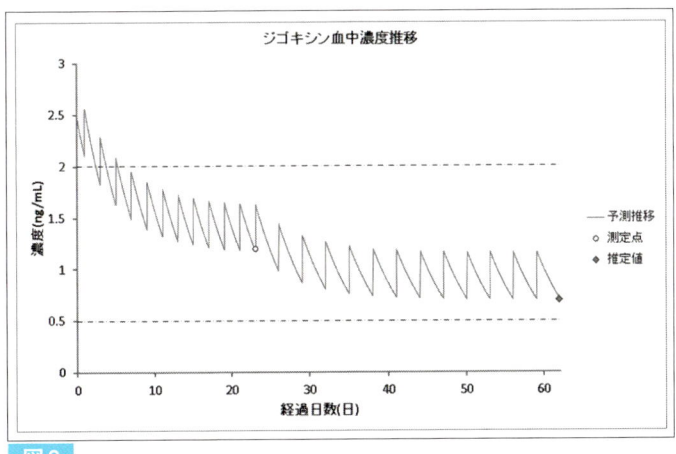

採血/予測 No.	投与回数 回	投与後時間 hr	実測値 ng/mL	経過日数 日	計算値 ng/mL	差(実測-計算) ng/mL
1	12	46.5	1.2	22.940	1.178	0.022
2	25	71.999	(予測値)	62.000	0.696	―

図7

小括

　心不全患者では予後改善のため低濃度域を目標に用量調節を行います．心拍数の変化など，CL変動の可能性が考えられるときは，TDMを追加実施することが有用です．

（斎藤　太寿）

3-⑧ リドカインTDM実施症例

本症例のポイント

・リドカインの薬物クリアランスは病態により変化するため，初期パラメータの選択が重要。

<患者>
81歳，男性，身長：164cm，体重：58kg

<主訴>
胸痛

<現病歴>
　数日前より息苦しさを感じるも市販薬の服用にて治まっていた。1月4日の13：00頃，自宅にて突然胸痛が出現し，しばらく様子をみるも改善しないため救急隊を要請。救急隊到着時は意識レベル清明で歩行可能であったが，救急車内収容後に心電図モニター上VF（心室細動）を認め電気的除細動（DC）を2回施行し，心拍再開した。その後救命救急センターに搬送され入院となった。

<既往歴>
高血圧，高脂血症，脳梗塞（他院にて治療中）
処方薬：アスピリン腸溶錠，シロスタゾール錠，カンデサルタン錠，アトルバスタチン錠

<嗜好品>
タバコ：20本/day，酒：なし

<来院時現症>
身体所見
意識レベル低下（JCS 300），BP：102/80mmHg，T：35.6℃，HR：90回/分，呼吸音：n.p.，腹部：n.p.，四肢冷感（＋），浮腫（－）

血液ガス
pH：7.4，pCO$_2$：34.3mmHg，pO$_2$：149mmHg，SaO$_2$：97.2%

その他
CTR：51%，EF：41%

<治療経過>
1月4日　　14：15頃　　来院時ECG上Ⅱ・Ⅲ・aVF Q波，全胸部誘導でST上昇を認める。
　　　　　　14：24　　　再びVF出現。エピネフリン1mg投与，DC 2回施行。

リドカイン90mg静注。
14：30　VF継続のためリドカイン70mg静注。
リドカイン108mg/hr（1.8mg/min）で持続点滴。

緊急で心臓カテーテル検査を実施後，狭窄部位に冠動脈インターベンション（PCI）にてステント留置後，集中治療室管理となる。入室後はVF/VT出現なし，夜間PVCが散発（4〜5回/分）するも単発。HRは70〜80台，血圧は80〜100mmHgで推移。

＜主な併用薬剤（注射薬）＞

ヘパリンNa，ドパミン，ニコランジル，ノルアドレナリン，ミダゾラム，ブプレノルフィン

表1　検査所見

検査項目	単位	1月4日 14：15	1月4日 16：30	1月4日 22：00	1月4日 24：00	1月5日	1月6日
CRP	mg/dL	0.2	0.2	0.4		2.1	1.8
Na	mEq/L	139	133	132	134	136	138
K	mEq/L	3.6	3.7	3.8	4	3.7	3.9
ALB	g/dL	3.9		3.4		4.5	4.6
AST	IU/L	14	231	463	483	371	193
ALT	IU/L	14	49	88	90	81	57
LDH	IU/L	169		1,330	1,377	1,527	1,291
ALP	IU/L	225		170		130	147
Scr	mg/dL	1.59	1.49	1.39	1.49	1.53	1.42
BUN	mg/dL	22	20	18	18	15	13
CK	IU/L	56	3,287	6,203	5,804	4,007	1,726
CK-MB	IU/L	11	345	626	583	118	37
トロポニンI	ng/mL	1.58	462.06	920.89		416.87	184.74
WBC	/mm³		11.5	13.3	9.6	12.8	13.6
RBC	×10⁶/mm³		4.07	3.67	3.31	3.06	3.38
Hb	g/dL		12.6	11.2	10.1	9.3	10.2
Ht	%		36.5	33.3	29.8	27.9	30.4

＜採血時間・測定値＞

1月4日　16：30　　3.4mg/L
1月5日　　8：00　　7.2mg/L

第3章　応用編：症例解析

設問1　1月4日のリドカインのTDMデータをベイジアン法で解析してください。また解析結果からこの時点での現在の投与量を評価してください。

ヒント　リドカインのパラメータの初期値は心不全（＋）（－）のどちらが望ましいでしょうか。また1月4日の測定値は定常状態か否か判断して今後の投与計画を立てる必要があります。

　本症例では肝機能検査値（AST：231 IU/L，ALT：48 IU/L）の上昇も認められますが，一過性の肝機能上昇であればCLの低下を認める決定的な理由とは思われません。またEFは41％と心機能の低下がみられます。診断名は心不全ではありませんが心筋梗塞が疑われており，このような状況下では一過性の心原性ショックを伴うことも多く，心機能が低下していることを想定し解析を行うのが望ましいと思われます。

　使用するパラメータは［心不全有り］とした場合，推定CLは14.8L/hrと初期値である18.2L/hrよりも低下していますがCLの母集団平均との変化率は－18.5％となっています（図1）。

図1

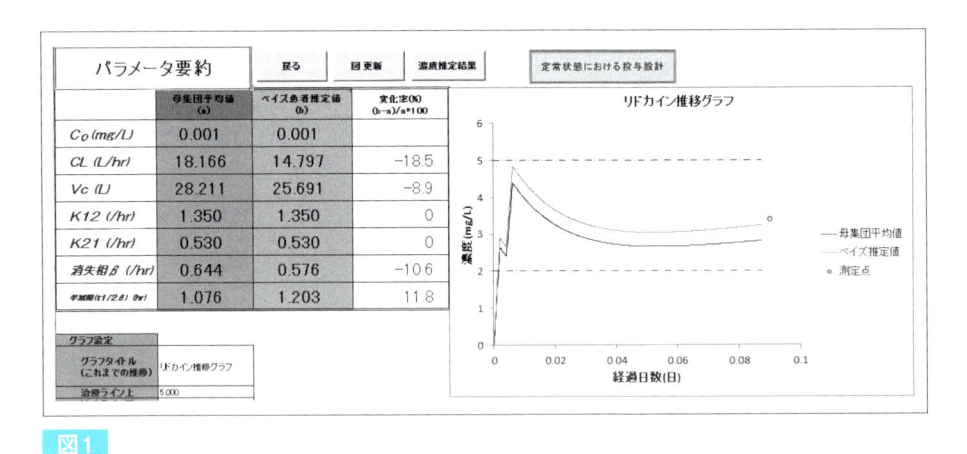

　一方，［心不全なし］を選択した場合すると集団平均との変化率はCLで－57.9％とさらに大きくなっています（図2）。

図2

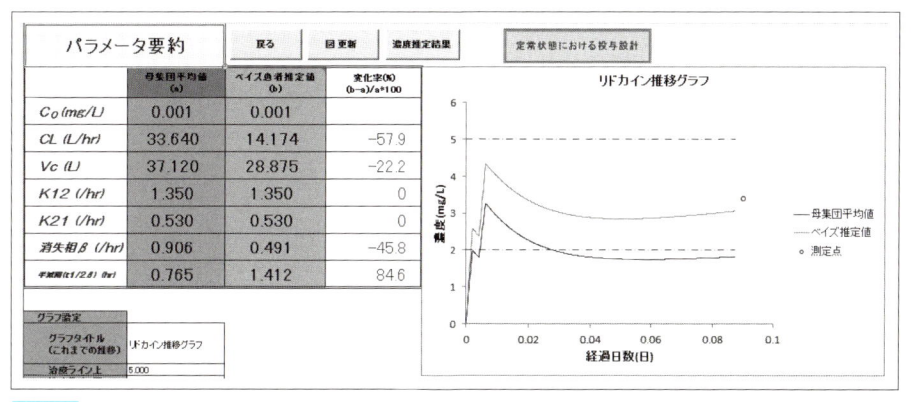

したがって，本症例では解析結果からも［心不全有り］のパラメータを選択するほうが妥当であったと考えられます。

一方，点滴開始から2時間しか経過していないため定常状態に達していない段階における血中濃度であることにも注意しましょう。ベイズ推定による半減期（$t_{1/2}\beta$）は1.4（/hr）ですので投与開始後2時間では定常状態には達していない可能性がありますのであらかじめ今後の血中濃度推移を予測しなければなりません。

一例として目標濃度を3μg/mLと設定した場合の投与量は48.9mg/hrとなります。現在の投与量108mg/hrを継続した際の予想血中濃度は6.7mg/Lと高値となることが予想されます（図3）。したがって減量が必要なケースといえます。いずれにせよ翌日にも再度血中濃度を確認する必要があると思われます。

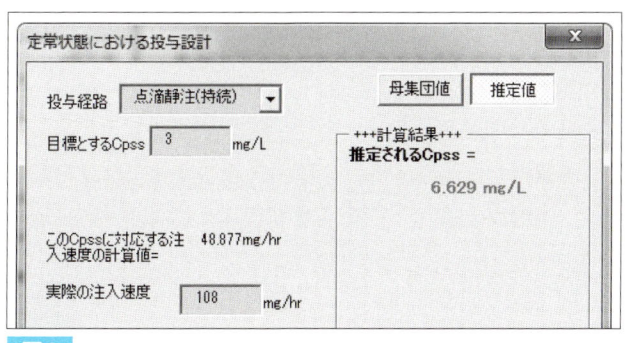

図3

> **設問2** 1月5日の8:00までの投与スケジュールおよびリドカイン濃度(7.2μg/mL)を追加入力し,薬物動態パラメータを推定し,解析結果から今後の投与計画について再検討してください。

ヒント 追加入力した際に推定したパラメータは初期の予測値と一致するか確認します。また必要に応じて再度投与計画を立てる必要があります。

解析結果より推定CLは12.3(L/hr)となり最初の推定値(14.8L/hr)よりも若干低い値となっています(図4)。

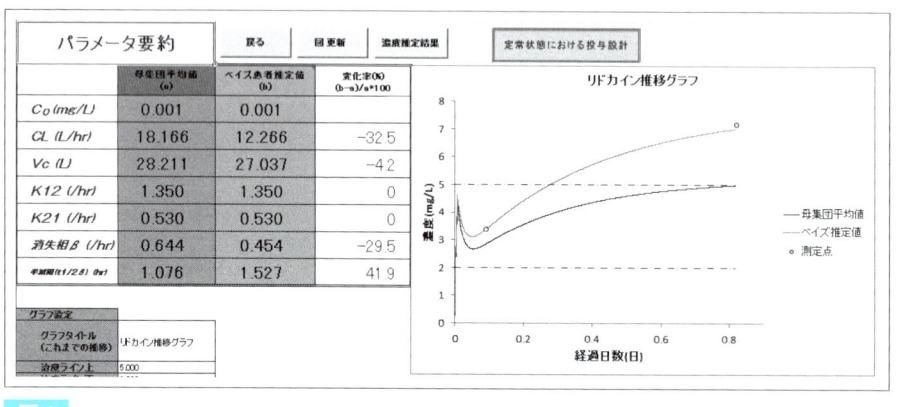

図4

再度目標濃度を3mg/Lに設定し投与設計を行った場合,必要な投与速度は42.3mg/hrとなります。点滴速度を43mg/hrとした場合,推定濃度は3.1mg/Lとなります。設問1のように定常状態に達していない1点のみの測定値を取り扱う場合は,正確なCLの推定が難しいことおよび病態などの変動も考慮して早期のうちに血中濃度を再確認する必要があると思われます。

その後,43mg/hrとした際のスケジュールを追加した場合のシミュレーションは図5のようになります。医師へのコメントに投与量変更の際の予想血中濃度推移を図に示すことでさらに理解が得られやすくなると思われます。

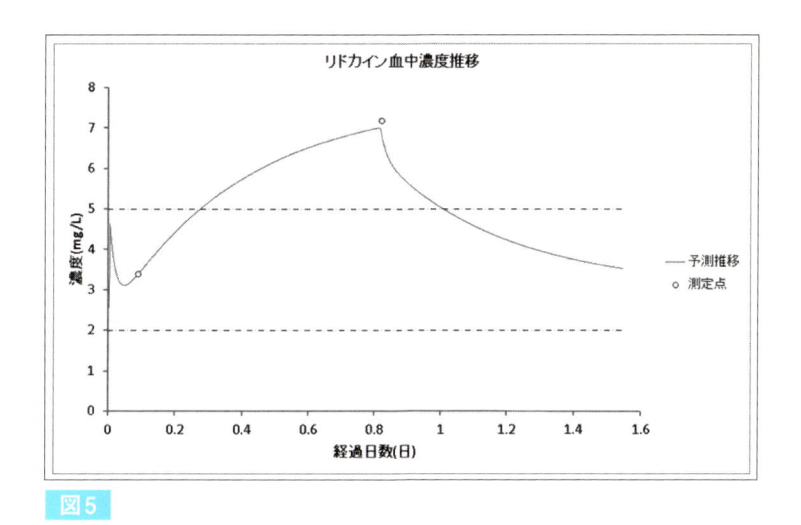

図5

小括

　救急医療を中心とした臨床の場では心機能の低下がみられるケースも多いため，リドカインのCLは低下している可能性があります。このため，単にカルテに記載されている既往歴の有無や診断名のみから安易に薬物動態パラメータを選択せずに，病態や治療経過に関する十分な情報をもとにCLの低下を想定したうえで適切なパラメータを設定し血中濃度を評価する必要があります。

　本症例では点滴速度を42mg/hr（0.7mg/min）に減量後，翌日には血中濃度は3.3mg/Lに低下しました。ステント留置後，抗血小板薬の経口投与が開始されました。この間，PVCも含めて不整脈は出現しておらず，必要であれば抗不整脈薬の経口投与開始を考慮し，リドカインは中止となりました。なお本症例ではリドカインを使用していますが，近年はアミオダロンによる治療が主となっています。

（小杉　隆祥）

3-❾ ピルシカイニドTDM実施症例

本症例のポイント

- ピルシカイニドの体内動態は腎排泄のため高齢者や腎機能低下時ではCLは低下する。
- OptjpWinSを用いてすでに定常状態に達している場合およびトラフ値でない測定値について評価する。

＜患者＞
82歳，女性，身長：149cm，体重：47kg
＜主訴＞
骨折観血的手術（前腕骨）
＜現病歴＞
　近医より高血圧および不整脈を指摘され薬物療法にて治療が行われていた。2010年12月2日に庭先で転倒し左橈骨遠位端骨折し外来受診。保存的加療とされていたが，転位が認められたため，手術加療とすることになった。12月16日に観血的手術施行目的にて12月15日に入院となった。
＜既往歴＞
子宮筋腫，痔・胆石
＜合併症＞
高血圧，不整脈（心室性期外収縮），骨粗鬆症
＜嗜好品＞
タバコ：なし，酒：なし
＜処方薬（他院循環器内科）＞
ピルシカイニド塩酸塩カプセル 150mg 分3，シルニジピン錠 10mg 分2，アルファカルシドールカプセル 0.5μg 分1，ジアゼパム錠 3mg 分3，アズレンスルホン酸ナトリウム顆粒 2.0g 分3
＜入院後服薬歴＞

12月15日	ピルシカイニド塩酸塩	150mg	分3（8：00，13：00，20：00）
12月16日（手術日）	ピルシカイニド塩酸塩	100mg	分2（6：00，20：00）
12月17日	ピルシカイニド塩酸塩	75mg	分3（8：00，13：00，20：00）
12月18日（退院日）	ピルシカイニド塩酸塩	75mg	分3（8：00，13：00，20：00）

3-❾ ピルシカイニド TDM 実施症例

表1 検査所見

<生化学>

検査項目	単位	12月15日（入院時）
AST	IU/L	16
ALT	IU/L	9
LDH	U/L	190
ALP	IU/L	260
CPK	IU/L	37
BUN	mg/dL	19
SCr	mg/dL	0.73
TP	g/dL	7.8
T-Bil	mg/dL	0.5
Na	mM	136
K	mM	4.0
Cl	mM	100
Alb	g/dL	3.4
CRP	mg/dL	0.5
WBC	/μL	8,900
RBC	×10⁵/μL	37.4
PT	秒	12.4
PT-INR	%	1.0

<心機能>

検査項目	単位	12月9日
EF	%	72.5
LVDd	cm	4.38
LVDs	cm	2.57
%FS	%	41.3

<血圧・心電図>

検査項目	単位	12月9日
BP	mmHg	127/60
HR	回/分	59
QT/QTc	msec/msec	442/440
QRS	msec	86
洞調律		

<採血時間・測定値>

12月16日　9：00　　1,500ng/mL
12月18日　7：00　　480ng/mL

> **設問1**　12月16日のピルシカイニドのTDMデータをベイジアン法で解析してください。また解析結果からこの時点での現在の投与量を評価してください。

ヒント　測定値が服薬後の値であるため最低血中濃度も含めて血中濃度推移を予測しながら有効性・安全性の視点より投与量を評価する必要があります。またすでに定常状態に達していることを前提に入力し解析する必要があります。

　定常状態に達している条件の入力はスケジュール画面［1.過去投与履歴・直前濃度］→［初回投与直前に実測値がありますか「いいえ」］→［既に定常状態に達していますか「はい」］→［50mg，8時間おき］……開始時濃度683.4ng/mLと表示されます。この状態で12月15日以降のスケジュールと血中濃度を直接入力します。ただし開始時濃度は50mg，8時間おきの投与歴のものです（図1）。

111

図1

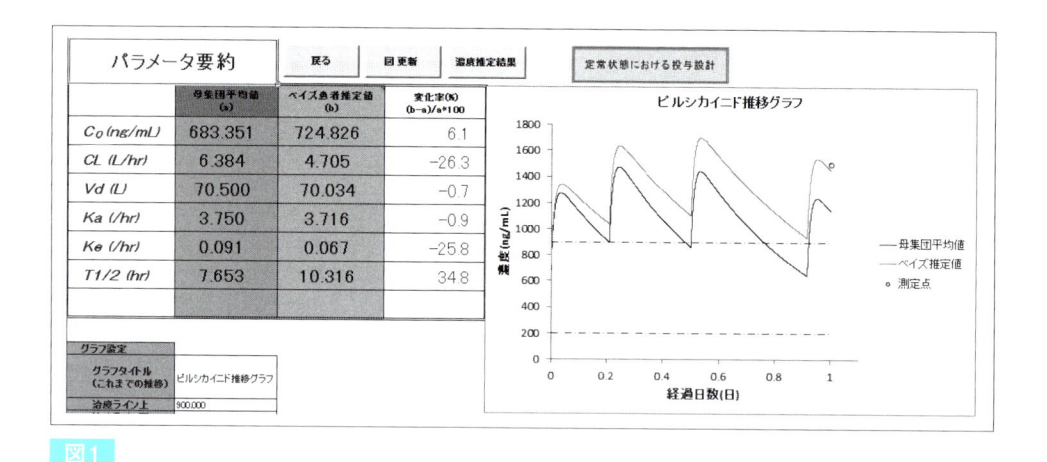

母集団平均パラメータに比べて26.3％のCL低下が認められており推定グラフからも一般的な治療濃度域（200〜900ng/mL）よりも血中濃度は高めに推移していることがわかります。この時点で副作用などはみられていないものの減量が望ましいケースです。

推定パラメータを用いて投与設計した場合，現在の投与量である150mg/dayの場合の血中濃度は1,021.8〜1,620.9ng/mLと推定されますので（図2），少なくとも1/2量である75mg/dayが考えられます。その際の血中濃度は510.9〜810.5ng/mLと推定されます（図3）。

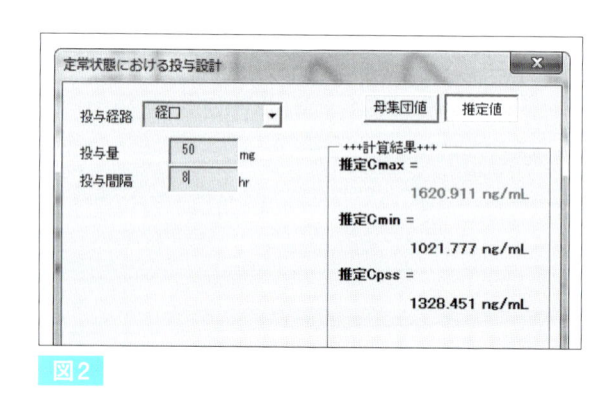

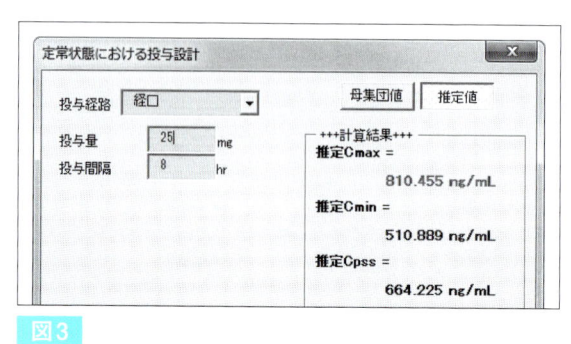

図2

図3

3-❾ ピルシカイニド TDM 実施症例

設問2 翌12月17日より75mg，分3（8：00，13：00，20：00）に減量されています。再度12月18日の測定値をもとに解析し投与設計を行ってください。

ヒント　「定常状態における投与設計」では投与間隔が定間隔（8時間おき）の血中濃度を推定しています。実際の投与間隔が異なる場合は，解析結果からその血中濃度推移をどのように推定したらよいでしょうか。

1回目の解析結果であるCLとほぼ同様のパラメータが推定されています。ただし，推定半減期が9.7時間であるため投与量変更後1日の服薬では定常状態には達していない可能性があります。少なくとも2〜3日のスケジュールを追加し，投与間隔が不定周期（8：00，13：00，20：00）の投与であることを考慮し実際に近い血中濃度推移を確認することが望ましいと思われます。

一例として投与設計画面より3日間の投与スケジュールを追加し，［Cmax/Cmin検索］を利用して血中濃度推移を調べます。その際の予想血中濃度推移はCmax = 839.3ng/mL，Cmin = 387ng/mLと推定されます（図5）。定間隔時に比べCmaxが若干高く，Cminは低く計算されますが，シミュレーショングラフ上からも問題ないことが確認できます（図6）。

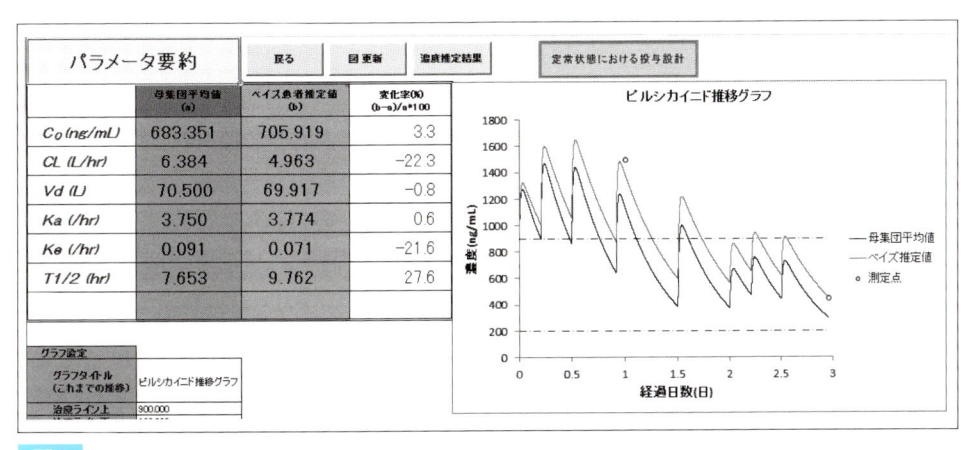

図4

図5

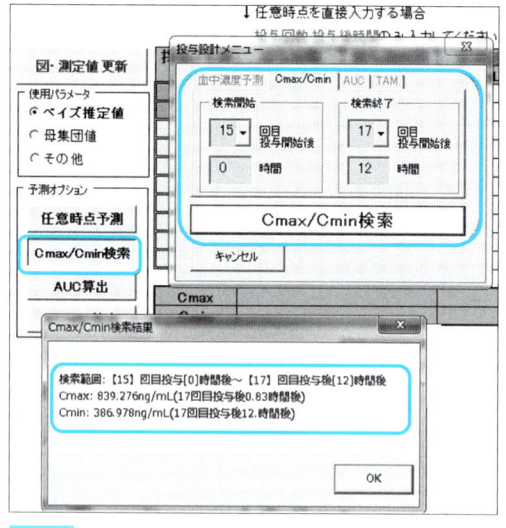

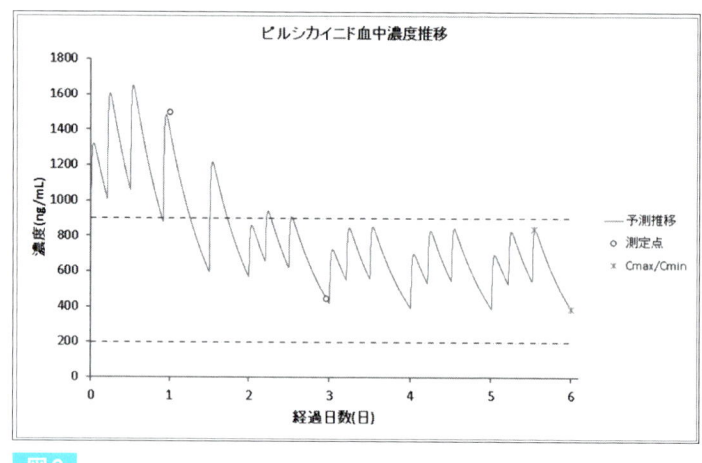

図6

小括

　本症例では，他科にて高齢患者に150mg/dayが処方されており，過量投与が疑われました。すでに定常状態に達していることを前提に解析を行いましたが，推定された薬物動態パラメータと母集団平均パラメータとの間には大きな乖離もなく服薬コンプライアンスは良好であったことがうかがえます。ピルシカイニドは腎排泄型の薬剤であるため高齢者や腎機能低下時ではCLが低下し，$t_{1/2}$が延長するため腎機能に応じた適切な投与量の設定が必要です。本症例では75mg/dayへ減量後，退院時服薬指導にも減量の経緯について記載し，あわせて他院への申し送りを行い検討していただくことになりました。

（小杉 隆祥）

3-❿ バルプロ酸TDM実施症例

本症例のポイント
- てんかん治療の特徴が理解できる。
- 定常状態における本剤の投与履歴が入力できる。
- 同期的投与において最高および最低血中濃度を計算できる。

<患者>
43歳，女性，身長：156cm，体重：40kg

<現病歴>
　2010年5月に"寝ぼけ"で受診。2～3年前より一緒に寝ている母親からひどい寝ぼけがあると，指摘される。睡眠時随伴症の診断でトリプタノール処方される。その後夜間異常行動なく経過していたが，8月に2回異常行動あり。マイスリー®（ゾルピデム酒石酸塩）が追加処方される。また日中の記憶が抜けている可能性あり。日中1～2分間反応が悪くなることがあった。11月17日の脳波検査で，てんかんの脳波所見を認め，トピナ®（トピラマート）を開始する。しかし，効果は認められず，12月22日よりデパケン®R（バルプロ酸）に処方変更となる。

2011年1月13日：2010年12月27日と29日，2011年1月1日，8日，11日に数分間動かなくなる発作あり。デパケン®R 200mg 分1 夕食後→400mg 分2 朝，夕食後に増量。
2月2日：1月18日と2月2日に発作がみられたため，デパケン®R 400mg→600mg 分2（朝200mg，夕400mg）食後投与に増量となった。
2月24日：2月19日に1回，1分間発作。発作頻度が減り，時間が短くなってきている。
3月2日：2月26日に発作。眼を閉じてうなり声をあげた。

<臨床検査値>
異常なし

<脳波検査>
abnormal EEG，epileptic

<服薬履歴>
マイスリー®錠（5mg）　　1錠 分1　就寝前
デパケン®R錠（200mg）　3錠 分2　朝1錠，夕2錠　食後
<外来服薬アンケート（3月2日）>
本日服薬　8：00
通常服薬　6：00と20：00
飲み忘れなし，体調，特に問題はない。
<採血時間・測定値>
3月2日　13：00　　59.5μg/mL

> **設問1**　バルプロ酸ナトリウム徐放性製剤の適切な投与計画とその推奨理由を述べてください。
>
> **重要な補足説明**
>
> 　デパケン®R錠（200mg）3錠分2 朝1錠，夕2錠　食後投与に増量後，1カ月間投与されバルプロ酸血中濃度の測定が行われています。OptjpWinSの仕様ですが，投与履歴が60回までとなっています。このため，投与開始から投与履歴を入力すると，測定値が得られた3月2日まで投与履歴を入力することができません。考えていただきたいのは，「定常状態」に到達するまでの時間についてです。バルプロ酸は半減期が24時間以下のため7日間（投与回数14回；半減期の7倍以上）入力すれば，それ以降の濃度が変化しない定常状態となります。投与履歴を全部入力するのではなく，14回以上入力すればよいことになります。デパケン®R錠は，バルプロ酸ナトリウムの徐放性製剤で，吸収速度Kaの平均値は0.173hr^{-1}です[1]。本ソフトウェアには速放性錠・液剤および徐放性製剤のKaが定義されているので，適切な製剤を選択してください。

ヒント　バルプロ酸の濃度は治療域内の下方であり，その濃度では効果不十分のため，増量が必要と思われます。最終投与を14回目の「2011/03/02（水）8：00」に設定し，過去に遡って入力すると混乱しないのでよいと思われます。日時挿入は，過去から現在の方向だけでなくその逆も可能です。つまり，途中セルに日時が1つでもあれば，自動的に間隔に基づき過去の日時を計算します。

3-❿ バルプロ酸 TDM 実施症例

1.患者情報入力

図1

　肝代謝型薬物のバルプロ酸では，CLcr は薬物動態の変動要因ではないため推定する必要はありません。

2.薬物・モデルの選択

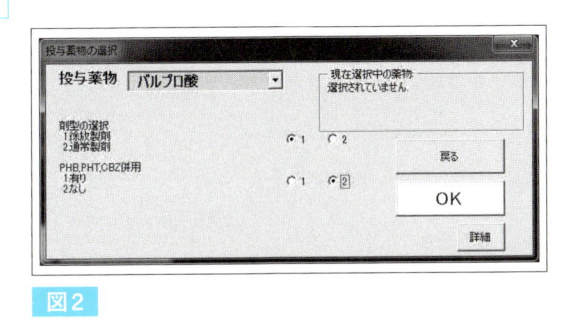

図2

　[徐放性製剤]を選択し，[フェノバルビタール（PHB），フェニトイン（PHT）またはカルバマゼピンの非併用]を選択してください。

117

3.スケジュール入力

※赤字の欄は必須入力です

2.現在投与(左)・3.採血履歴(右)

現在投与履歴No.	投与日時 YYYY/M/D h:m	投与法	投与量 mg	投与間隔 hr	注入時間 hr
			経過日数	6.50 日	
1		経口	400	0	
2		経口	200	10	
3		経口	400	14	
4		経口	200	10	
5		経口	400	14	
6		経口	200	10	
7		経口	400	14	
8		経口	200	10	
9		経口	400	14	
10		経口	200	10	
11		経口	400	14	
12		経口	200	10	
13		経口	400	14	
14	2011/03/02(水) 08:00	経口	200	12	

図3

「履歴No.14」のみに日付からすべてを入力し，青の枠で囲んだ2回のみ入力します。青の枠の2行をマウスで選択し，右下でクロスバー（+）になったところで，Ctrlキーを押しながら上方向にドラッグし，No.2まで周期的投与をコピーします。最後にNo.3の経口，400をNo.1の投与法のセルにコピーします。最後に［日時挿入］ボタンを押し，No.14の日時を起点としてNo.1までの日時を挿入します。

※赤字の欄は必須入力です

2.現在投与(左)・3.採血履歴(右)

現在投与履歴No.	投与日時 YYYY/M/D h:m	投与法	投与量 mg	投与間隔 hr	注入時間 hr
			経過日数	6.50 日	
1	2011/02/23(水) 20:00	経口	400	0	
2	2011/02/24(木) 06:00	経口	200	10	
3	2011/02/24(木) 20:00	経口	400	14	
4	2011/02/25(金) 06:00	経口	200	10	
5	2011/02/25(金) 20:00	経口	400	14	
6	2011/02/26(土) 06:00	経口	200	10	
7	2011/02/26(土) 20:00	経口	400	14	
8	2011/02/27(日) 06:00	経口	200	10	
9	2011/02/27(日) 20:00	経口	400	14	
10	2011/02/28(月) 06:00	経口	200	10	
11	2011/02/28(月) 20:00	経口	400	14	
12	2011/03/01(火) 06:00	経口	200	10	
13	2011/03/01(火) 20:00	経口	400	14	
14	2011/03/02(水) 08:00	経口	200	12	

図4

「14（回目）」，「（採血時刻と最終投与時刻の間隔の）5（時間）」，「（濃度）59.5〔mg/L（＝μg/mL）〕」を入力します。

採血履歴 No.	投与回数 回	投与後時間 hr	実測値 mg/L
1	14	5	59.5

図5

4. ベイズ推定

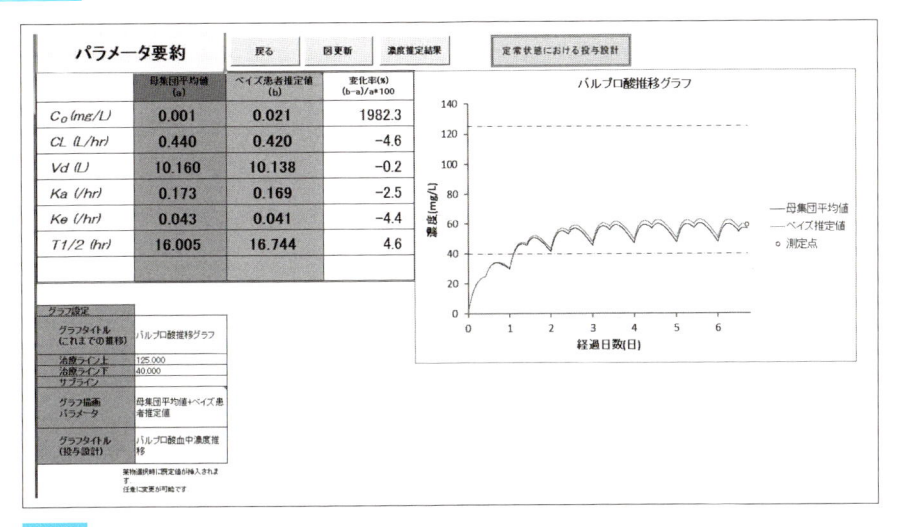

図6

　C0は，0.001（母集団平均値→最新版では「母集団PK平均値」）から0.021と1,982.3%大きくなっていますが，両者とも実質ゼロであり，他のパラメータは±5%以内と母集団平均値とよく一致しています。グラフは母集団とベイズの推定曲線がよく一致したことを示しています。

6. 投与設計

　履歴の複写を押し，[Cmax/Cmin検索]で12回目の0時間から13回目の10時間の最高，最低濃度を推定します。

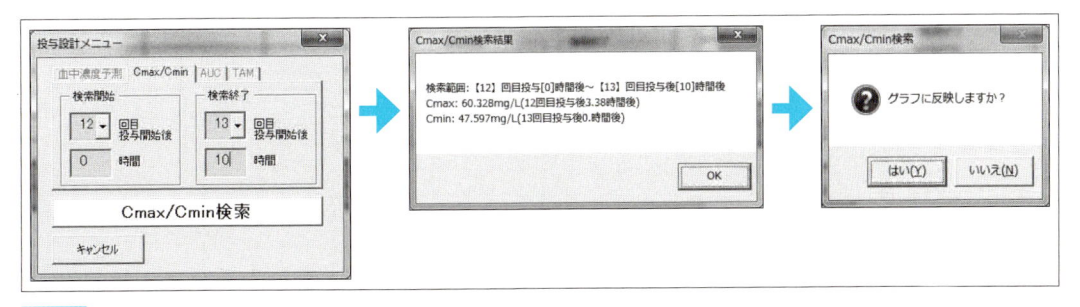

図7

　[はい(Y)]を押し，グラフを作成してください（シートのCmax，Cminを図に貼付）。

第3章 応用編：症例解析

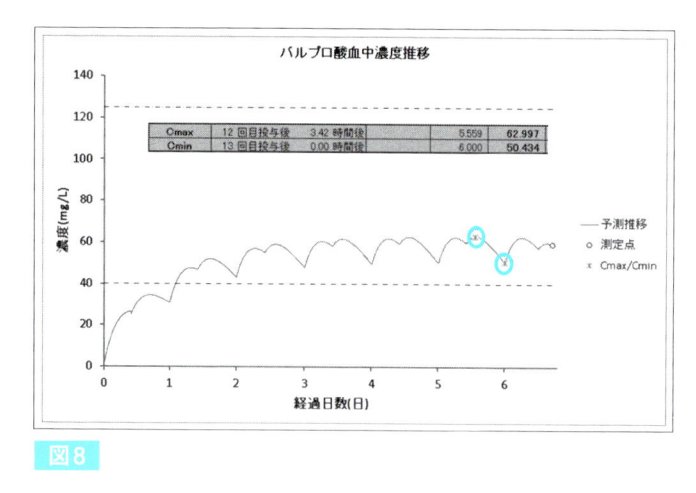

図8

発作が見られ，治療域の下方の推移のため，200mg増量を計画します。

図9

［Cmax/Cmin検索］で増量後の27回目の0時間から28回目の14時間の24hrの最高，最低濃度を推定します。

120

図10

バルプロ酸血中濃度推移

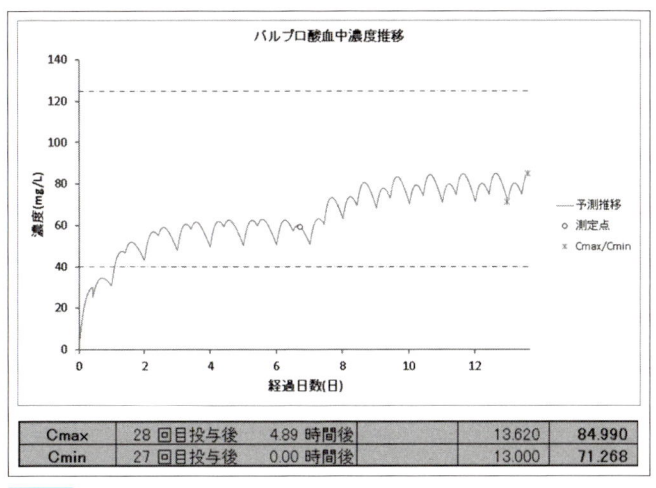

Cmax	28 回目投与後	4.89 時間後	13.620	84.990
Cmin	27 回目投与後	0.00 時間後	13.000	71.268

　効果が不十分なため，治療域中央付近に推移するデパケン®R 200mg 1回2錠 1日2回 8：00，20：00への増量を推奨します。

小括

　バルプロ酸は肝代謝型の薬物であるため，血清クレアチニン値はパラメータ推定に不要です。入力する回数には一定の制限がありますが，定常状態の意味を理解すれば容易に解析できます。本剤の治療域は下限値が40 ～ 50μg/mL，上限値が100 ～ 150μg/mLと広く，症状を重視して用量調節を行う必要があります。

参考文献
1) 木村公美，他：バルプロ酸徐放性製剤の母集団薬物動態解析—徐放性製剤3種の比較—．TDM研究，24（4）：175-178, 2007

（篠崎 公一）

3-⑪ リチウムTDM実施症例

本症例のポイント

- リチウムの血中濃度は腎機能や併用薬によって影響を受ける。
- NSAIDsはOTCとしても市販されており，頭痛などで常用している患者も多いため，処方内容だけでなく，OTCの服用についても聴取する必要がある。

<患者>
60歳，男性，身長：172 cm，体重：68 kg，診断：双極性障害Ⅰ型

<現病歴>
　X－2年頃に会社での部署移動を契機に気分の落ち込みや不眠，頭痛が出現し，近医に通院を開始して抗うつ薬などで加療されていたがなかなか改善がみられなかった。仕事は休職もはさみながら何とか続けていたが，徐々に気分の落ち込みや不眠が増悪し，意欲の低下も出現したため抗うつ薬の切り替えを行ったところ，突然気分爽快になり，突然クレジットカードで大きな買い物をしたり，「もう治ったから薬は要らない」，「何でもできる気分」などと言ったりするようになった。夜もほとんど眠らず，「素晴らしいことを思いついた」と言って夜間や早朝でも時間を問わず延々と妻や知人に語り続けるなどとしたため，X－1年2月にA大学病院を紹介受診して同日入院となり，炭酸リチウム800mgとクエチアピン100mgを導入されて症状は落ち着き退院となった。その後はA大学病院に通院を続け比較的安定していたが，X年6月に海外旅行に行った後から生活リズムが乱れ，気分の落ち込みや意欲の低下が再発。頭痛がひどく市販の痛み止めを頻回に使うようになり，不眠や食欲の低下，希死念慮も訴えるようになったため，X年10月7日にA大学病院に再入院となった。

表1 検査所見

検査項目	単位	基準値	X-1年退院時	10月7日	10月14日
CRP	mg/dL	0.0～0.2	0.1	0.7	0.2
尿素窒素	mg/dL	9～20	9	11	9
クレアチニン	mg/dL	0.50～1.00	0.85	0.90	0.81
アルブミン	g/dL	3.8～5.1	4.0	3.7	4.1
総ビリルビン	mg/dL	0.1～1.0	0.5	0.7	0.6
AST	IU/L	12～35	16	41	35
ALT	IU/L	6～31	10	45	30
LD	U/L	115～230	129	189	175
ALP	IU/L	106～314	183	220	204
γ-GT	U/L	9～58	13	13	14
総コレステロール	mg/dL	120～230	195	215	207
中性脂肪	mg/dL	60～135	111	117	102
血糖	mg/dL	75～116	100	94	99
HbA1c (NGSP)	%	4.6～6.2	4.9	5.2	
白血球数	×10³/μL	4.0～9.0	5.2	10.3	6.9
赤血球数	×10³/μL	4.1～5.5	4.1	4.4	4.0
血小板	×10³/μL	150～400	213	233	226

<X-1年退院時処方内容>

炭酸リチウム	800mg	分2	朝食後，就寝前
クエチアピンフマル酸塩	150mg	分2	朝食後，就寝前（不均等：50mg/100mg）
ロルメタゼパム	1mg	分1	就寝前

<X年10月7日（入院時）処方内容>

炭酸リチウム	600mg	分2	朝食後，就寝前
クエチアピンフマル酸塩	100mg	分1	就寝前
ロルメタゼパム	1mg	分1	就寝前
ニトラゼパム	10mg	分1	就寝前

<X年10月14日処方内容>

炭酸リチウム	800mg	分2	朝食後，就寝前
クエチアピンフマル酸塩	150mg	分1	就寝前
ロルメタゼパム	1mg	分1	就寝前
フルニトラゼパム	2mg	分1	就寝前
エペリゾン塩酸塩	150mg	分3	毎食後

<リチウム服薬履歴・服薬時間>

X-1年退院時	炭酸リチウム	800mg	分2	朝食後（8：00），就寝前（20：00）
X年10月7日	炭酸リチウム	600mg	分2	朝食後（8：00），就寝前（20：00）
X年10月8日	炭酸リチウム	800mg	分2	朝食後（8：00），就寝前（20：00）

＜採血時間・測定値＞

❶ X − 1年退院時　朝服用前　0.61 mEq/L

❷ X年10月7日　朝服用前　0.78 mEq/L

❸ X年10月14日　朝服用前　0.55 mEq/L

【❶について】

１年前（59歳のとき）の入院時の腎機能を推定します。

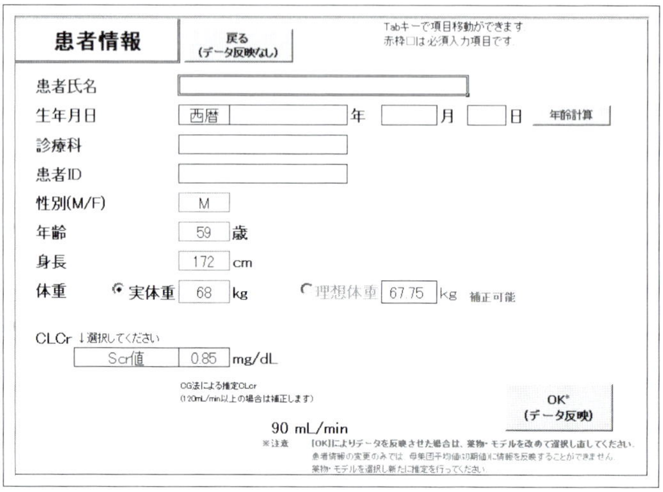

図１

NSAIDs併用なしのリチウム母集団を選択します。

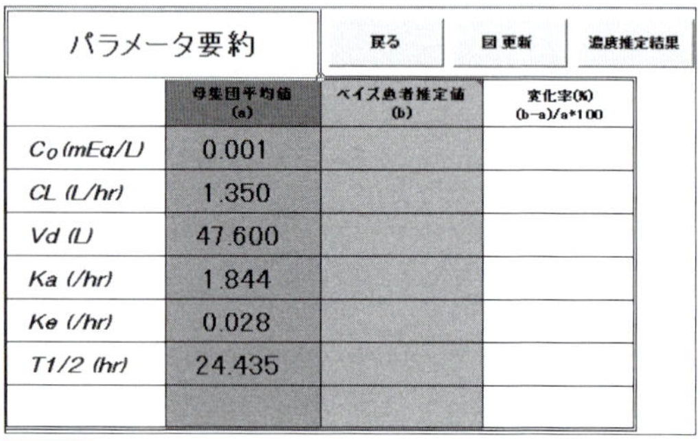

	母集団平均値 (a)	ベイズ患者推定値 (b)	変化率(%) (b−a)/a*100
Co (mEq/L)	0.001		
CL (L/hr)	1.350		
Vd (L)	47.600		
Ka (/hr)	1.844		
Ke (/hr)	0.028		
T1/2 (hr)	24.435		

図２

定常状態を作成し，測定値を入力します。投与法は後段を参考に12時間ごと投与とします。

3-⓫ リチウム TDM 実施症例

図3

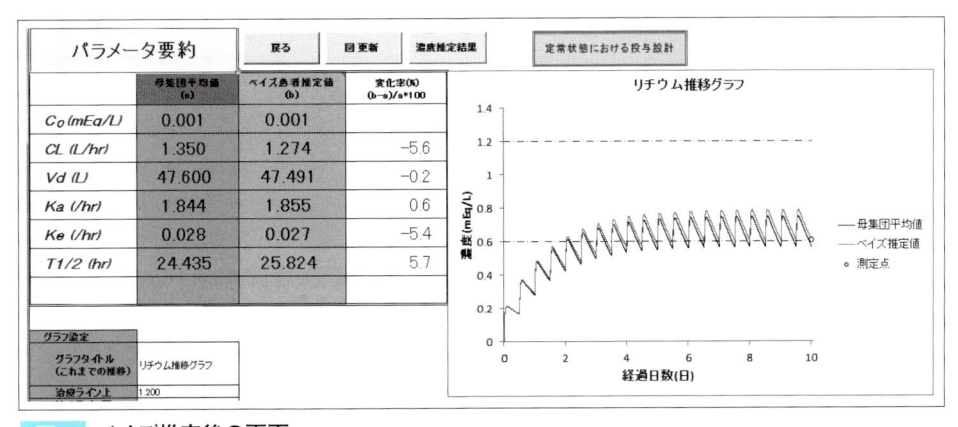

図4 ベイズ推定後の画面

[濃度推定結果]ボタンを押し,差が小さいことを確認します。

図5

[パラメータ要約に戻る]ボタンを押し,[戻る]ボタンを押し,[6.投与設計]ボタンを押します。[履歴の複写]ボタンを押します。

第 3 章　応用編：症例解析

図6

［図・測定値 更新］ボタンを押します。

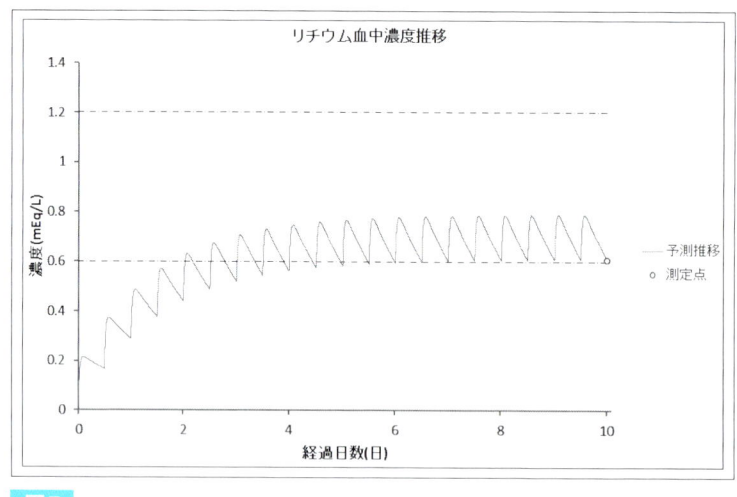

図7

3-⓫ リチウム TDM 実施症例

設問1 10月7日と10月14日のリチウム血中濃度をベイジアン法で予測してください。また，入院翌日（10月8日）から投与量を増量したにもかかわらず，10月14日の血中濃度が低くなっている原因について説明してください。

ヒント リチウム血中濃度は腎機能だけでなく，ある薬物を併用していると大幅に血中濃度が上昇することが知られています。この患者が併用している薬剤で，血中濃度に影響する薬物はあるでしょうか？処方歴に記載がないOTCやサプリメントについても注意が必要です。

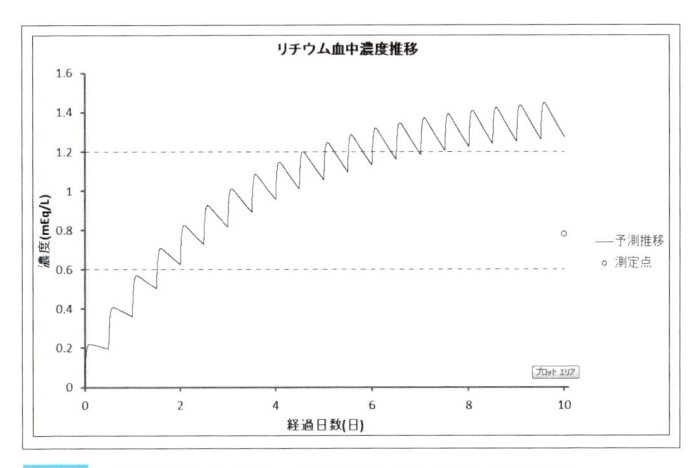

【❷について】

図8 炭酸リチウム800mg分2投与（NSAIDs併用あり，母集団値によるグラフ。○は❷の測定値。）

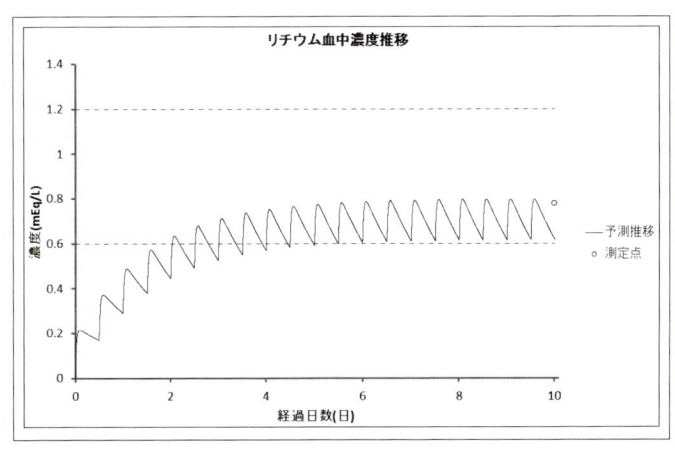

図9 炭酸リチウム800mg分2投与（NSAIDs併用なし）

127

上記のように，この患者に同じ800mg分2を投与する場合でもNSAIDsを併用している場合としていない場合で血中濃度に2倍近い差があることがわかります。この患者の場合，上昇の程度は大きくないものの，頭痛のため入院前に市販のNSAIDsを頻回に使用していたことによりリチウム濃度が上がったと考えられます。入院後は薬剤師がNSAIDsの使用について医師に情報提供を行い，NSAIDsの使用を止めたためリチウムの血中濃度が下がりました。リチウムを服用している患者に対しては，市販の痛み止めや病院でもらう痛み止めについても注意するよう説明することが必要です（なお，この患者の場合，肩凝りからくる緊張型の頭痛だったため，筋緊張緩和薬であるエペリゾン塩酸塩と，頭痛時の頓服薬としては筋弛緩作用の強い抗不安薬であるロラゼパムやブロマゼパムの使用を提案しました）。

【❷から❸について】

> **設問2** この後，リチウム濃度（トラフ値）を有効血中濃度まで上昇させるためには，投与量をどのくらいにすればよいでしょうか？なお，今後NSAIDsの常用はしないものとして予測してください。

ヒント リチウムの維持投与量は200〜800mg/日とされているが，通常の治療量の最大値は1,200mg/日とされています。

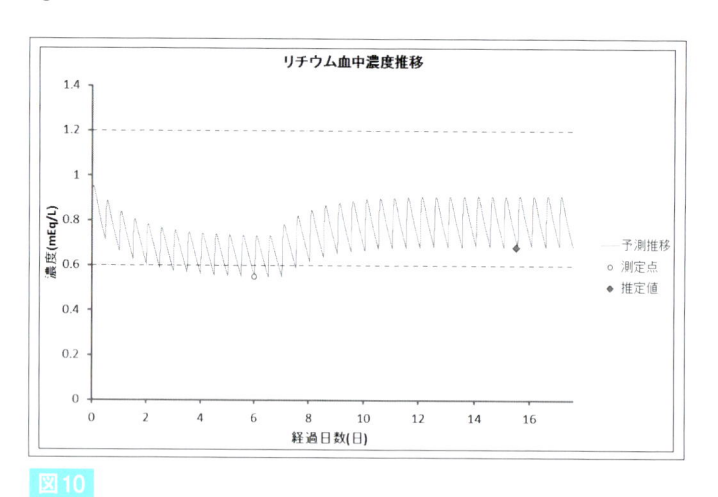

図10

採血/予測 No.	投与回数 回	投与後時間 hr	実測値 mEq/L	経過日数 日	計算値 mEq/L	差(実測−計算) mEq/L
1	12	12	0.55	6.000	0.549	0.001
2	31	12	(予測値)	15.500	0.681	−

図11

　上記のとおり，1,000mg分2まで増量すれば予測トラフ値は0.681mEq/Lとなり，有効血中濃度

に達すると考えられます。

　なお，1,200mg分2まで増量しても予想トラフ値は0.8mEq/L前後となり，1,200mg分2も可能かと考えられますが，リチウムにはそれ自身に腎障害の副作用があるため予想されるよりも血中濃度が上昇してしまう可能性もあることを考えると，血中濃度を確認しながら1,000mg分2で様子をみるのが妥当だと考えられます。

小括

　リチウムには振戦等の神経系をはじめ，甲状腺機能障害等の内分泌系，食欲不振や嘔吐下痢などの消化器系，心電図異常，腎障害などさまざまな副作用が報告されていますが，特に重篤な副作用であるリチウム中毒の予防のために，血中濃度を定期的に測定するよう安全性情報が出ています。今回の症例のように，リチウムの血中濃度は腎機能だけでなく，解熱鎮痛薬や利尿薬の併用によっても影響を受けるため，リチウムを使用している症例においては併用薬や常用しているOTC，サプリメントなどについても十分注意を払い，患者に対しても注意喚起する必要があると考えられます。また，リチウム服用により時に腎障害を生じることがあり，腎機能障害を来すことによりリチウムの血中濃度が上昇する症例も散見されるため，維持量が決定した後も，腎機能の変動やリチウム中毒を疑うような症状が出ていないか，十分に観察する必要があると考えられます。

（木村 伊都紀）

索引

英数字・記号

％T＞MIC	13, 41
2-コンパートメントモデル	5
3-コンパートメントモデル	81
24h-AUC/MIC	13
AUC	13
AUC算出	41
CLcr（クレアチニンクリアランス）	24
Cmax/Cmin検索	41
Cockcroft-Gault式	63, 99
covariate	14
Cpeak	59
Cpeak/MIC	13
Ctrough	53
DataFormatConverter	4
Devineの理想体重の式	8
FileFormatConverter	4
MAE（平均絶対予測誤差）	11
ME（平均予測誤差）	10
MIC	52
MSE	11
NSAIDs	122
OBJ	14
OPT	2
OPT日本語版	2
OPTIMIZATION MODE	37, 72
OPTJP	2
OptjpWin	2
OptjpWinS	4
PD	12
PK	12
PK-PD	12, 89
PKパラメータ	6
PPKモデル	8
RMSE	11
Simplex法	14
TDM（治療薬物モニタリング）	12

和文

ア

アミカシン	85
アミノグリコシド系抗菌薬	92
アルベカシン	52
飲酒への対応	9

カ

回帰式	10
過去投与履歴・直前濃度	28
環境設定	44
患者情報入力	23
喫煙への対応	9
休薬	93
共変量	14
クレアチニンクリアランス	24
経過時間確認ツール	33
現在投与履歴	29
抗菌薬TDMガイドライン	41, 67, 79, 87
コメント機能	43

サ

採血履歴	32
最小発育阻止濃度（MIC）	52
ジゴキシン	93, 98
実測値	10
周期的投与	35
初期投与設計	14, 45
スケジュール入力	28
生物学的利用率	93
セキュリティ警告	21

タ

対象薬一覧	27
治療薬物モニタリング	12
通常最小二乗法	14
テイコプラニン	76
手計算法	15
投与後時間計算ツール	33
投与設計	6, 39
トラフ値	13, 92

ナ

任意時点予測	41

ハ

パラメータ要約	38
バルプロ酸	115
バンコマイシン	52, 61, 65
ピーク値	13, 92
非線形最小二乗法	14

肥満への対応	8
ピルシカイニド	110
ファイルの保存	43
ファイルの読み込み	43
ファイル変換	48
平均絶対予測誤差	11
平均予測誤差	10
ベイジアン法	15
ベイズ推定	36
ベイズの定理	15
ペイントの起動	42
母集団平均値	26
母集団薬物動態（PPKモデル）	8

マ

目的関数	14

ヤ

薬物・モデル選択	25
薬物血中濃度計算式	6
薬物動態学	12
薬物動態モデル	5
薬力学	12
予測オプション機能	40
予測性評価指標	10
予測値	10

ラ

理想体重	8
リチウム	122
リドカイン	104

OptjpWin Spreadsheet TDM症例解析テキスト

定価　本体3,800円（税別）

平成27年6月30日　発行

編　著	篠崎　公一（しのざき　きみかず）
発行人	武田　正一郎
発行所	株式会社　じほう

　　　　　101-8421　東京都千代田区猿楽町1-5-15（猿楽町SSビル）
　　　　　電話　編集　03-3233-6361　販売　03-3233-6333
　　　　　振替　00190-0-900481
　　　　　＜大阪支局＞
　　　　　541-0044　大阪市中央区伏見町2-1-1（三井住友銀行高麗橋ビル）
　　　　　電話　06-6231-7061

©2015　　　　組版　（有）テクスト　　印刷　（株）日本制作センター
Printed in Japan

本書の複写にかかる複製，上映，譲渡，公衆送信（送信可能化を含む）の各権利は株式会社じほうが管理の委託を受けています。

JCOPY ＜(社)出版者著作権管理機構　委託出版物＞
本書の無断複製は著作権法上での例外を除き禁じられています。
複製される場合は，そのつど事前に，(社)出版者著作権管理機構（電話 03-3513-6969，FAX 03-3513-6979，e-mail：info@jcopy.or.jp）の許諾を得てください。

万一落丁，乱丁の場合は，お取替えいたします。
ISBN 978-4-8407-4734-9

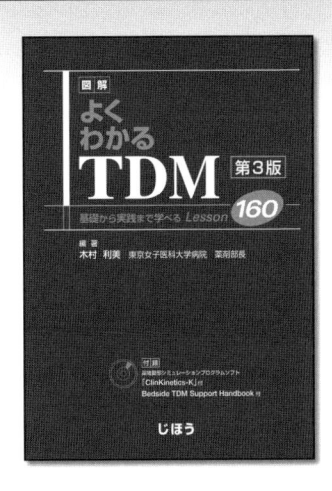

図解 よくわかるTDM 第3版
基礎から実践まで学べるLesson160

編著：木村 利美
定価（本体3,800円＋税）
A5判／410頁／2014年6月刊
ISDN：978-4-8407-4594-9

- PK-PDを理解して治療に活かす！
- 薬物動態シミュレーションプログラムCD-ROMつき

　TDMは、複雑な公式や理論を覚えていなくとも、正しい採血時間や治療域の考え方を理解していれば始めることができます。本書はオールカラーで図を用いてTDMの基礎から応用までを効果的に学べます。今版では、抗菌薬・抗不整脈薬などの解説を充実させたほか、新たに確認問題を設け、理解度を確認しながら学習できます

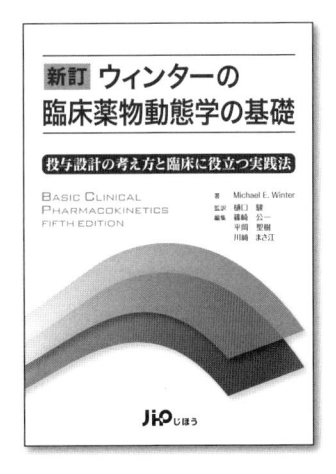

新訂 ウィンターの臨床薬物動態学の基礎
投与設計の考え方と臨床に役立つ実践法

原著：Michael E. Winter　　監訳：樋口 駿
編集：篠崎 公一、平岡 聖樹、川﨑 まさ江
定価（本体8,000円＋税）／B5判／506頁／2013年3月刊
ISDN：978-4-8407-4388-4

薬物動態モデルを単純化し、投与設計を系統的にわかりやすく解説!!

　米国カリフォルニア大学名誉教授で臨床薬物動態学の第一人者Michael E. Winter氏による実践的教科書"Basic Clinical Pharmacokinetics（第5版）"の完全翻訳版。薬物動態モデルを極力単純化し、投与設計を系統的にわかりやすく解説するとともに、豊富なケーススタディを通して自然にその応用法が身につくように編集。

株式会社じほう　http://www.jiho.co.jp/
〒101-8421 東京都千代田区猿楽町1-5-15 猿楽町SSビル　TEL.03-3233-6333　FAX.0120-657-769
〒541-0044 大阪市中央区伏見町2-1-1 三井住友銀行高麗橋ビル　TEL.06-6231-7061　FAX.0120-189-015